U0153598

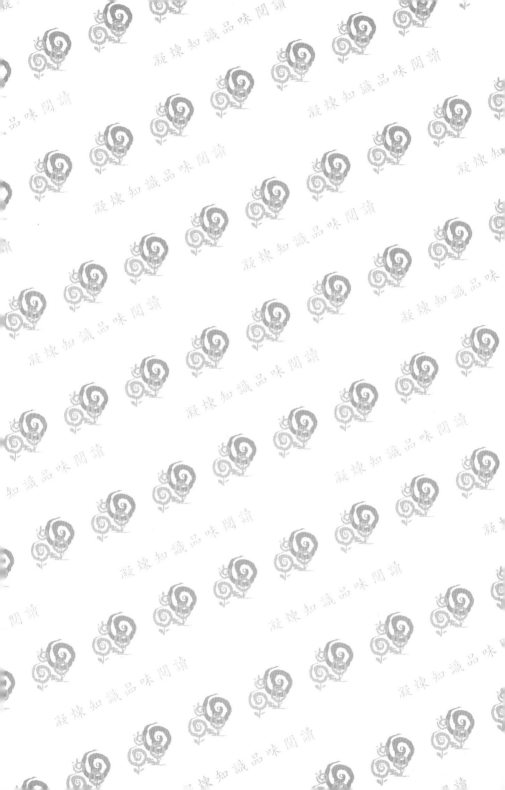

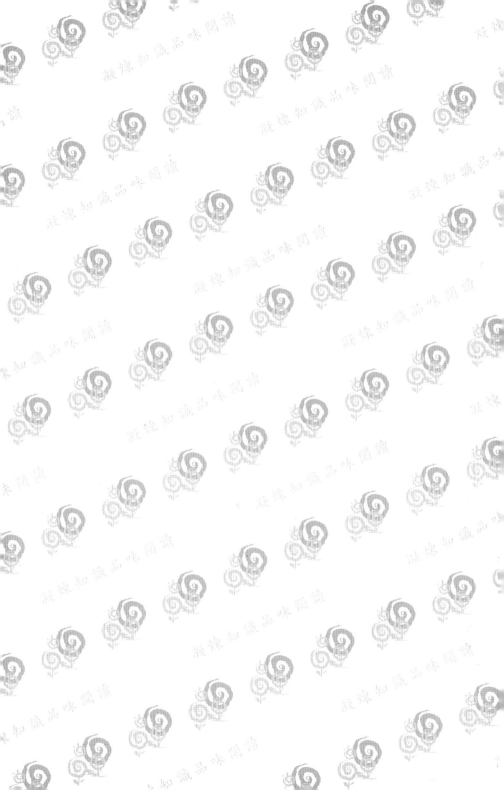

基改食品
免驚啦！

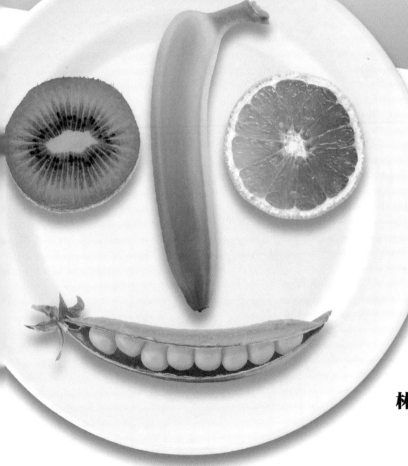

林基興 著

　　基改恐慌滿天飛嗎？「台灣的番茄有基改的嗎？聽說木瓜都是耶！」「我朋友說速食店的薯條都是以基改馬鈴薯當原料，眞的嗎？」「現在台灣到底有哪些基改食品？我們要怎麼避免？」

　　2013年3月23日，美國某華文媒體提到，對於「基因改造」食品，民眾可能沒有具體形象的概念。但是提到「蜘蛛人」、「X戰警」、「綠巨人」、「變蠅人」等影視作品人物，大家都耳熟能詳，這些美國好萊塢科幻電影中的主角都可以算作是變種人，也就是基因變異後的結果。那麼這些科幻電影中的場景，有一天會不會因爲人們食用「基改」食品而變成現實呢？

　　就如西方的「科學怪人」，基改食品被拱爲「科學怪食」，亦即，基改恐慌已具體「定型」，方便嚇唬無知者。

　　本書要和國人分享基改這項新興科技的來龍去脈，因爲很多人害怕，而其知識之源的網路，卻充斥聳動與誤導的資訊。

　　2002年，美國國家科學院、工程院、醫學院，組成的國家研究委員會，發表報告《科技之道：爲何所有美國人需要更瞭解科技》指出：「民眾需要知道基因工程已經實用多年，能產生（或增加）糧食作物、化學品、藥物、食油細菌等。對於媒體報導的基改風險，我們要明辨評估其可能性。若受誤導而禁用基改作物，則它並沒比野草更有用。這是因爲不解科技的後果。」善哉斯言！

Contents 目　錄

第一章　基因改造是什麼？

　　2015年1月16日，媒體出現投書〈我用基改奶粉餵我的孩子〉哭訴，「兩個幼兒……直到我開始懷疑玉米澱粉、麥芽糊精似乎也是基改時，為時已晚…… 如果不喝基改奶能喝什麼？……不健康的基改玉米澱粉……基改黃豆粉……是人能喝的嗎？」

　　上述這位母親，只是許多害怕基改食品的民眾之一，甚至，基改恐慌已經攻克大多數民眾，亦即，當今社會瀰漫害怕基改食品風潮。基改食品是歐美舶來品，害怕與抗爭也是；風吹草偃，社會失序。

　　為何害怕基改食品？它真的有害嗎？是道聽塗說的？或是「有所本」？為何台灣出現不少反基改先鋒？他們的認知或立論到底多正確？他們一直宣稱基改傷身、要求禁止攝食，例如，營養午餐不可含基改食品等。

　　我們需要明確的科學證據，這是科學議題，不能「想當然爾」。此外，有趣的是，對於基改食品，一些人棲棲惶惶，但另些人則泰然自若。為何各人的認知「南轅北轍」？

橫看成嶺　側成峰

　　影響各人風險認知差異，主要原因包括(1)知識：各人的知識水準不同。(2)個性：不同的個性反映「緊張」程度。(3)經濟：物質的富饒或匱乏，富有易挑食。(4)政治：社會運動團體的建構，人多勢盛引發注意。(5)文化：生活方式或文化型態。

生活中的風險

　　美國哈佛大學風險專家出版的書《風險：你周邊眞正安全和眞正危險的事物》，提到比較「撞機vs.車禍」的風險，則前者更嚇人，但實際上後者更可能發生。同理，「謀殺vs.意外事故」，亦然。爲何民眾更害怕較低風險的事物呢？因爲我們面對恐懼時，更傾向情緒和直覺。

　　加拿大作家賈德納（Dan Gardner）的書《販賣恐懼：脫軌的風險判斷》（Risk: the science and politics of fear），指出人們易於曲解風險，例如，對賽車和抽大麻的態度：美國全國運動汽車競賽協會的車賽，在五年間超過三千次撞車事故，但政府仍允許協會車手冒此風險，而大眾也認爲車賽爲適合闔家大小的娛樂。但如果車手想在賽後抽根大麻放鬆，就會因持有違禁品而被逮補拘禁。

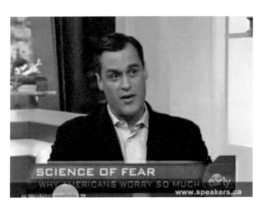

圖1-1　加拿大作家賈德納深諳人們恐懼心態

　　「天有不測之風雲，人有旦夕之禍福」，人生隨時有風險，但風險不易預測，而且也有高低，這就讓一些人風險意識超高（又無法區分輕重緩急），而且到處散佈，弄得人心惶惶。

不能在家，也不能不在家

有人認為，風險評估是以「冰冷的」統計數字（機率）衡量；但民眾的認知則是主觀直覺的利害關係，反映於「一旦罹病就是零與一的差別，而非幾億分之一的問題」、「不要跟我講機率，一旦降臨都是百分之百的災難」，就看似理直氣壯，實則理盲情濫，因為日常生活的事故機率比億分之一更高：不能吃東西（因噎廢食），也不能不吃東西（會餓死）；不可呼吸（空氣中有毒物質），也不可不呼吸（會腦死）；不能在家（若地震會被塌屋壓死），也不能不在家（出門會車禍）。通常我們想到的風險為媒體傳播甚至鼓吹的，而其描述往往不符合實際的風險。

心弦深處

人們較可接受自願風險，例如滑雪、賽車、爬山。許多人較願接受經常的小災難，而對少見大災難則更恐慌，即使前者累積總量相當大於後者總量，但是這對前者多出的亡者實在無法交待[1]。

美國普林斯頓大學心理學教授康納曼（Daniel Kahneman，2002年諾貝爾經濟學獎得主），出書《快思慢想》指出，我們有兩個相當不同的思考系統，其一是感覺（直覺），利用內建的經驗法則和習慣性模式，不經

1　1998年2月20日，媒體刊登文章〈車禍與飛安〉，指出四年來，航空事故死亡兩百多人，而車禍死亡一萬二千多人，為何政府重前者而輕後者？2月16日華航墜毀，202人罹難，總統指示查究真相、院長落淚重批華航、立委促交通部長下台負責。但同屬交通事故的車禍每年三千多件，受傷和死亡各三千人。航空災難若與車禍相比是小巫見大巫，但從未見政府首長為此講過什麼話，也未見議員要求哪位官員負責。1994～1997年，四年間台灣共發生車禍14,369件，受傷11,748人，死亡12,139人。空難事件則死亡228人。車禍死亡人數是空難者的53倍。

意識迅速評估風險，由此我們會突然體驗到預感或恐懼。系統二為理性，以意識（理性的心智）檢驗證據緩慢做出估計和決定，但能解釋決定的推理根據。

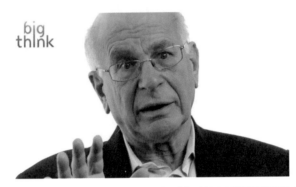

圖1-2　美國普林斯頓大學心理學教授與諾貝爾經濟獎得主康納曼

風險認知受到個人情緒狀態影響，正面情緒導致樂觀的風險認知、負面情緒則讓人更悲觀；喜歡時，就高估福祉與低估風險，不喜歡時，則相反。風險認知往往與直覺、經驗想法、情緒等有關；結果，錯誤的「歸因」，就會導致誤判。

人易受陳述方式影響，例如，對同一人事，正面讚揚或負面貶抑的觀點，會影響聽眾的好惡。人會模擬，若想像最壞的可能，則引起恐慌。

一樣米養百種人

反對者想到的是「可能的」效應、預警、害怕；其實應想想科學原則、證據，也比較福祉和風險。

在綠色和平組織六年後，我發現其他四位主任缺乏正規科學教育，思維不科學。……綠色和平組織募款的來源乃建立在民眾的恐懼心理；例

如，該組織決定支持「禁止飲用水加氯」，但是科學證據顯示那是利多於弊。該組織缺乏科學知識，而好用「恐慌術」行銷。

—— 綠色和平組織創始人之一摩爾（Patrick Moore）

〈我為何離開綠色和平組織〉，2008年

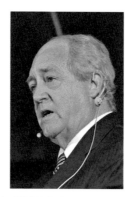

圖1-3　國際綠色和平組織創建者之一的摩爾不滿該組織曲解科學

也許，民眾「不理性」的部分原因是不解科學，畢竟有些科學遠超乎「普通常識」之外，而且當今知識專業分工細而艱深，確會隔行如隔山。可理解地，「無知導致恐慌」。例如，由統計可知，我國每人一生罹癌機率約為25%（每百人中，約25人會罹癌）。因此，癌症相當普遍，面對之道是與癌症和平共處，而非恐慌，更不要隨便歸罪。

受到傳言影響嗎？

一些名人具有「光環」，影響多人接納其意見、風險觀。例如，民眾認為環保人士愛護生命與環境，傾向於更相信其論調。又如，大學教授具有權威，連帶地，非其專業的觀點也受到傳誦。

一些媒體經常報導某一風險，影響民眾的風險認知，接著要求民代施壓政府以改變法規、挹注政府經費方向。民代往往缺乏科學素養，「民之

所欲常在我心」，因此，投民所好而扭曲事實與政策。

近來，網路影響力越趨明顯，單一主張即可瞬間傳遍許多人。部落客與網路媒體業者，比較在乎是否吸睛，而非發布消息的真假，越具爭議性的議題，越能炒作；部落客尋求人氣，一旦議題在網路上發酵，主流媒體開始報導後，作者的客戶等於得到了免費的宣傳。部落客或媒體報導消息時，會擷取最具爭議處，再加油添醋地散播。真相是什麼並不重要，重要的是大家都這麼認為，畢竟人是群居動物，群體意見讓人有安心依賴感。

聳動的科學新聞讓人「寧可信其有」以自保。1995年，美國國家醫學院院士聶爾金（Dorothy Nelkin）出書《行銷科學》（Selling Science），提到諸如民眾（包括記者），不易理解科技，也難辨識其正誤，而傾向於誇張的認知與報導；另外，迷信和偽科學也常在「次文化」圈中流傳。許多人從媒體學科技知識，當作生活的指引，就如網路謠言「空腹吃水果」[2]。

---

2 網路文章說，水果最易消化，若水果和其他食物一起吃，則食物會在胃裡腐敗，造成脹氣等消化不良的現象。該主張讓許多人當真奉行，因他們無力分辨正誤。台大醫院前院長黃伯超醫師在《健康世界》2013年10月號，為文澄清。不要空腹吃水果，因其他食物的纖維、脂肪、蛋白質等成分，可減緩水果糜進入小腸，減慢吸收醣類的速度，有利於血糖控制，這對糖尿病或胰島素抗性的病人有益。即使對正常人，這些食物成分也能夠讓食物醣類慢慢消化、吸收，會讓血糖比較穩定。其次，胃酸是強酸，食物中許多細菌會在胃中被胃酸殺死，因此，食物不會在胃裡腐敗。此例顯示，網路言論足以影響讀者的健康；還好，有專家出馬剖析澄清。但似乎較盛行的是聳動說辭，易於流傳，至於更正文章，則少人知悉。再觀諸其他虛擬的網路事件，讓人驚嘆何其撲朔迷離的網路世界！

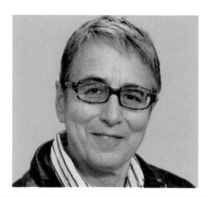

圖1-4　美國國家醫學院院士聶爾金深諳媒體傳播之道

科技不易理解

　　科學是垂直累積的學問，例如，要學好化學，才方便學習有機化學，然後才方便學習分子生物學，進而為基因改造等知識。又如，數學方面，普通數學基礎上，方便發展微積分，然後才方便學習偏微分。這些科目均需花費相當心力研習。

　　對於基改科技，它不易直覺瞭解，因為需要相當的科技知識。

　　我們公平地對待每一篇論文，不論來自基改公司或反基改者，均需經獨立嚴格檢驗，支持基改的論文不一定來自基改業者資助，其實，至少半數這樣的研究，來自政府資助，也包括歐洲（激烈反基改地區）。

　　民眾很可能拿某科學家的某篇期刊文章，就認為是支持某立場的證據。其實，在科學上，單一個案或說法，還需要驗證，以便確認其正確度。或說，其「證據權重」還不足。

　　即使正式發表的研究論文，還不一定能「當真」，需是等待後來的驗證，因為即使經過同儕評審，品質不見得有保證。例如，《自然》、《科學》，此兩國際超級明星，也會看走眼，每年撤銷幾篇已登文章。

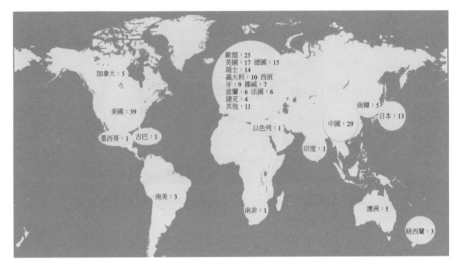

圖1-5　各國政府資助許多基改生物研究（2014年8月）

「預警」、「自我應驗的預言」

　　預警原則意指：「當任一活動有對人類健康與環境產生傷害的風險時，即使其科學上的因果關係尚未完全建立，亦應採取相應措施以避免此一風險。」1960年代起，逐漸為環保人士推廣。歐盟對基改風險評估是採取防範未然的預警原則，其「預防」以「程序」為依據，和美國以最終「產品」為依據不同。

　　因此，所有的基改產品在歐洲皆須納入規範，包括轉殖基因來自相同物種也不例外。美國和加拿大則反對，因為根據此一預警原則，進口國可「自由」宣稱基改可能對環境或人類健康有害，即使缺乏科學根據，就可拒絕基改產品進口。

　　世界衛生組織認為預警原則的目的，在引入科技之前，預測和回應可能的威脅；但也承認預警原則相當受爭議，因為缺乏明確定義，詮釋預警原則的意義時，會有混淆。例如，「即使缺乏有害的證據，但也不表示其

爲無害，必須證明無害後才能將其引入。」英國物理學家與皇家學院院士竇伊契（David Deutsch）認爲預警原理是盲目的悲觀主義，妨礙知識的發展。如何避免激進人士濫用此一原則？

四十萬年前，人類發現火時，可想見贊成和反對兩派爭論用火的風險，若反對派贏了，今天文明就改觀。其實反對新科技或產品（的風險），同時就是拒絕其優點（或福祉）；應用預警原則就是注意某些風險，而忽視其他風險，這不就表示我們無法適應風險嗎？提議預警原則者認爲不實施新科技，就會無風險嗎？例如，害怕基改者謝絕基改，以爲就無食品風險嗎？其實，他們不但妨礙科技創新及其潛在福祉，也延續傳統農作食物對人與環境的傷害。

反基改者常焦注在假設的風險，其過度審慎也是風險、成本。

期望實現預言

「自我應驗的預言」（self-fulfilling prophecy）指對人的期望，往往成爲被期望者實現的預言，是美國社會學家莫頓（Robert Merton）1948年提出的心理學現象。人們先入爲主的判斷，將或多或少影響到人們的行爲，以至於這個判斷眞的實現，亦即，人的潛意識影響預言成爲現實。

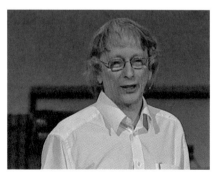

圖1-6　英國皇家學院院士竇伊契
　　　　期望理性看待風險

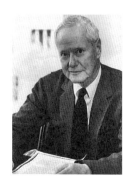

圖1-7　美國社會學家莫頓
　　　　提出預期的影響力

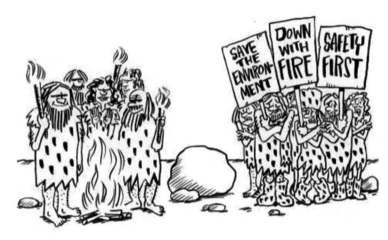

圖1-8　兩三萬年前，反對用火者抗議（標語左起：保護環境、打倒用火、安全第一）

　　最著名的實驗在1968年：專家測試中學生智商，告訴老師一些學生的智商非常高，讓老師相信這些學生在來年的學習成績中將會飛躍成長（但事實上未必）。結果，那些被老師認為高智商的學生，後來成績確實突飛猛進。

　　反基改者認定基改有害，傾向於只看到有害的研究結論，又物以類聚地「互相取暖」，強化信心。這就是國內反基改者只會引用世界上反基改言論（幾無權重，因多錯誤），卻看不見世界衛生組織與美國國家科學院等的聲明（甚大的權重），類似「只見秋毫，未見輿薪」。

　　反基改者若只想到各式可能的風險，則不論風險真假或程度，全被歸為事實。例如，反基改者散播恐慌（導致修法或減預算）、阻擋基改（破壞田間實驗等），然後，宣稱民眾均反對基改、質疑基改沒啥進步。

　　反基改者易於將各式疾病歸罪於基改（更廣而言，反科技者易將禍害歸因於其害怕的某項科技），甚至導致「積憂成疾」。

　　《販賣恐懼：脫軌的風險判斷》提到，當我們相信某事，就會對看到

的其他事實，以有色眼鏡過濾，以支持我們相信的論點。人們易於團體極化，因共同信念者聚在一起，就便得更堅定該信念，而且觀察方式變得更極端。

基改的來龍去脈

基因是什麼？

古人說：「龍生龍、鳳生鳳，老鼠的兒子會打洞」，反映遺傳的觀念，但如何遺傳？近代科學知道攜帶遺傳訊息的是基因。

生物細胞核內含有特定數目的染色體（人有四十六個染色體，或說二十三對），染色體內有核酸，核酸內有去氧核糖核酸（DNA），DNA內含基因。人類約有兩萬至兩萬五千個基因。每個基因由成百上千個核苷酸組成，一個DNA分子可以包含幾個乃至幾千個基因。DNA的雙螺旋結構是1953年美國生物學家華生（James Watson）與英國物理學家克立克（Francis Crick）發現的，得以闡釋基因的複製、轉錄、表達、調控等功能。此發現具有劃時代的意義，開創分子生物學的新紀元。

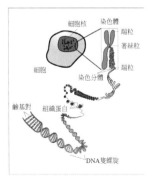

圖1-9　從細胞到染色體到DNA

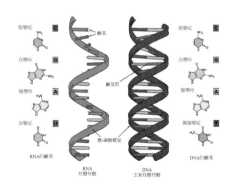

圖1-10　DNA與RNA

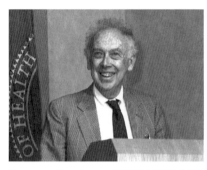 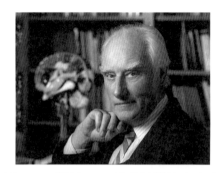

圖1-11　揭示DNA分子結構的華生　圖1-12　揭示DNA分子結構的克立克

生命有共同遠祖

　　三十多億年前，地球開始出現生物，後來的生物出自同一源頭。人的基因體和老鼠相似（我們和黑猩猩的差異度只有1%）；人和其他生物的相似性讓我們更體會生命的統一性，畢竟生物來自同一源頭。生物細胞均具共通處，例如，分裂時均複製DNA。各種生物基因的運作規則一樣（基因轉錄成RNA，再轉譯成蛋白質），不同生物蛋白質的相似性，反映生物細胞執行許多相同的反應，而且顯示生物之間演化的關係。

　　諾貝爾生醫獎1965年得主賈寇布（Francois Jacob）指出，生物均由差不多同樣的分子組成，從人類到酵母均具類似分子執行共同的功能（細胞分裂、傳遞訊息等），因為控制基因運作調節的差異，就出現這麼多不同的外形。因此可說，人類和豌豆（魚、番茄……）的差異主要並非在於基因，而在於基因如何、何時、何地運作和布局蛋白質。魚類與哺乳類的外觀差異大，因為幾個調節基因系統上有差異，這些調節基因就是決定在何時、以何種基因開始運作的指揮者。生物個體很不同，但胚胎發育時主導基因很類似，就是這樣，透過演化才得以產生複雜的生物。

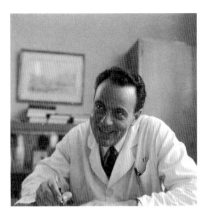

圖1-13　諾貝爾生醫獎1965年得主賈寇布揭示生物基因的異同

沒有「番茄基因」或「細菌基因」

　　英國倫敦國王學院生技教授摩西（Vivian Moses）指出，就像表達同一意思的一個字可用在許多文章中，基因為一段資訊而可用在許多不同的生物體內。所有的生物體互相關連，而分享相同的基礎遺傳系統，因此，一個生物體的基因也可在另一生物體內發揮功能。你可將魚的一個基因放在水果內，或相反地，將水果的一個基因放在魚內，魚的基因只是片段的資訊，而沒貼著標籤寫著「我來自魚」。

　　形成基因的方法包括「分子拼湊」（DNA片段的複製或整個基因的複製）、排列組合已有的片段（馬賽克般的基因）。整個生物世界就像個巨大的積木，可一塊塊拆下，再以不同方式組合，產生不同的外形。例如，控制細胞分裂的基因體在酵母和人類中相同、控制動物脊椎前後軸的細胞功能在人類和蒼蠅的基因相同。幾億年來演化過程中，生物保存了功能和結構；有些基因和蛋白質經過複製，出現小差異，能執行新的功能。新物種或新現象往往來自舊的基本單位出現全新的組合方式；大自然的複雜度由少數量的單位組成。

看上去並不相關的生物之間轉移基因之所以可行，是因為所有活的生物都有相同的DNA編碼、蛋白質合成、其他基本的生命機能。因此，表面上看起來也許很不相同的生物，實際上非常相似，至少是在分子層次而言。對所有生物而言，相似性大於相異性，這也是看似完全不同的生物之間能夠轉移基因的原因之一。

來自魚的基因不會讓番茄變得「魚腥味」

基因並不獨屬於它的生物來源，因此，並沒有所謂的「番茄基因」或「細菌基因」；無論番茄還是細菌，它們都是由基因體合作而不是由單個基因構成的。許多物種只是因為有很小比例的基因不同而相異，即使番茄和細菌也都有很多共同的基因。番茄和細菌曾經有過共同的祖先，它們經過了漫長的演化過程。

美國加州「DNA植物科技公司」研發將來自魚的基因放入番茄中，2002年在加拿大多倫多民眾示威，甚至穿魚與番茄形狀衣服招來媒體注意。但其實該研發並未商品化，社會只是捕風捉影。該基因來自北極比目魚，可保護魚生存於冰冷水中。

其實許多生物均具有抗冷基因，例如，甲蟲、冬裸麥、胡蘿蔔、龍葵等，所產生蛋白質的保護方式基本上一樣，但有效度各異。因為轉錄和轉譯DNA的規則適用所有生物，不管魚或甲蟲或番茄中的基因表現的胺基酸系列，則均一樣。來自魚的基因並不會讓番茄變得有「魚腥味」。

基因的改變是演化的基礎

因為許多生命所需的蛋白質，不但出現在較原始的細菌，也出現在複雜的哺乳類體內。這些蛋白質的核心部分在不同生物中保有相似的構造與功能，而較複雜的生物具有較多的蛋白質次單位，以調控更複雜的蛋白質

相互作用。

　　所有的生物均因共同的傳承而互有關係，這是分子相似性的來源，諸如有利的突變等的成功演化就會代代相傳，並且隨著生命的多樣化而出現在大量的物種中，例如，酵母的蛋白質約有46%也出現在人類。在時序上，酵母（真菌類）譜系和後來造成人類的譜系，約在十億年前分開；亦即，酵母與人類的共祖開始分化，已經歷十億年的演化，在此期間，存在於共祖中的那組蛋白質只有些微改變。

拯救實驗

　　比較不同生物的基因體可得出蛋白質的演化過程；從人類蛋白質中辨識出來的結構，約有九成也見於果蠅和蠕蟲的蛋白質，因此，人類特有的蛋白質可能只是果蠅的蛋白質重新排列的結果。生物體之間基本的生化相似性，反映於「拯救實驗」，亦即，當某一物種的某蛋白質失效時，可拿其他物種的相對應蛋白質來「拯救」；例如，人類與牛的胰島素實驗顯示，人類與牛的胰島素非常相似，我們的糖尿病患無法製造胰島素，就可拿牛的胰島素當替代品。

　　生物族群裡的遺傳性狀（基因的表現）在世代之間的變化即為演化。天擇能使有利於生存與繁殖的遺傳性狀變得更為普遍，並使有害的性狀變得更稀有，因為帶有較有利性狀的個體，能將相同的性狀轉移到更多的後代。亦即，英國達爾文提出的天擇論與奧國孟德爾提出的遺傳論結合，連結演化的「機制」（天擇）與演化的「單位」（基因）。

　　至於傳統育種就是人擇，針對特定性狀選拔栽種，使這些性狀的表現逐漸強化，而不想要的性狀則逐漸消匿。達爾文以發生在馴養動物的人擇過程來闡述演化的天擇機制。人類只是自然界的一部分，因此人擇與天擇並無明確的分別。

馴化：人類改變物種基因的歷程

物種的混合或增減，從有生物以來就持續進行，五億年前寒武紀大爆發以來，直到六千多萬年前的白堊紀，已發生過五次生物大滅絕，亦即，生物起伏循環地興亡。因此，基因隨時大轉換。

在人為方面，史上有些著名的基因混合或消長，例如，1972年，美國歷史學者克羅斯比（Alfred Crosby）出書《哥倫布大交換》（Columbian Exchange）指出，1492年哥倫布首次航行到美洲大陸，引發各種生態上的巨大轉變，東半球與西半球之間生物、傳染病等的大交流，或稱「哥倫布大交換」，探險者將玉米、馬鈴薯和番茄等帶回歐亞大陸，把蘋果、大麥、黃豆引進美洲。目前，世界上產量最大的20種作物，首5種（玉米、馬鈴薯、木薯、番茄、番薯）都是源自美洲，當然，這些作物早已基因大改變。

玉米原產於中美洲，原本是體型很小的「大芻草」（teosinte）。公元前2500年起，玉米開始傳播美洲各地。16世紀時傳入中國，明朝嘉靖39年（西元1571年）《平涼府志》稱作「番麥」（音如台語）。玉米是全世界總產量最高的糧食作物。大部分歷史學家認為玉米是在墨西哥馴化。

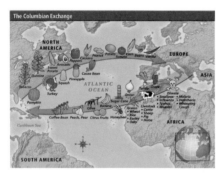

圖1-14 《哥倫布大交換》指出物種大遷移個案（為基因混合鋪路）

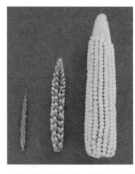

圖1-15 玉米的演化（從左的類蜀黍到右的近代玉米）顯示基因變動，才有不同的性狀，亦即人類一直改造基因

物種一直演化，基因一直改變

　　栽培稻的祖先種為普通野生稻，是經過人擇過程，才轉變成現今稻的特性。稉稻及秈稻為最主要的兩個亞種，差異相當大。DNA分析推論，秈稻與稉稻應是由不同區域的野生稻馴化而來，秈稻由印度與中南半島，而稉稻則在中國南方馴化。

　　不論「哥倫布大交換」，或其他小規模的物種交流，也不管物種流動與混合，是來自大自然的力量（天敵、天災……）或人為，物種一直在演化中，亦即，基因一直改變中，包括基因混合或消失。反基改者如美國環保活躍分子瑞夫金（Jeremy Rifkin）於1998年出書《生物技術的世紀》，倡導「基因汙染」，為了指責基改，以為基改就是弄亂基因、就是有害。綠色和平組織創始人之一摩爾（Patrick Moore）認為「基因汙染」為政治（而非科學）用語，那是「販賣恐懼」的範例！

基因改造：人擇與天擇

　　上述的人擇與天擇，其實就是基因改造（基改），其實就是改變基因。例如，人類依喜好改造狗，培育吉娃娃、聖伯納、獵腸狗等。農業社會創造的動植物成千上萬種。

　　至於動物的基因轉殖，最有名的生物載體就是精子，它把23個染色體帶到卵子裡，等於轉殖一半的基因到另一個細胞。

　　　　　　　　　　　　　　　　　── 楊寧蓀（中研院生物農業科學所）

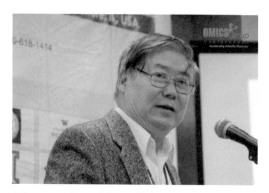

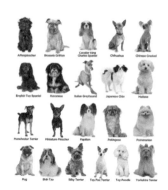

圖1-16　中研院生物農業生技學家楊寧蓀　　圖1-17　人培育各式狗（亦即改造其基因）

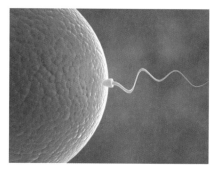

圖1-18　受精：人類一直改造自己基因（男女各出一半基因的大混合）

　　自然界受精（精卵融合），超量地改造（改變）基因，會讓反基改者憂心不已而謝絕（所有的）交配與傳宗接代嗎？我們也改造了自己的基因體，例如，為了適應農耕社會，我們增加了分解澱粉的酵素的基因數[3]，又如，相當多人可以喝牛奶，而不腹瀉，因有基因受到改變（改造），而得以具有乳糖耐受性。

3　農耕族群的後裔中，比較容易產生較多的唾液澱粉酶，攝食富含澱粉的穀物時，食物一入口就能大幅提高處理澱粉的效率。但現今的狩獵族群，例如，一些坦尚尼亞人，這種基因的份數就比較少。

　　基改生物……目的是要改進糧食、幫助環境和改善醫療，這些都對社會公益有幫助。我想說的是，重組DNA其實不像一般人想像的那麼恐怖或複雜。事實上，自然的DNA重組天天都在所有生物體內發生，像這一分鐘內，大家體內都在進行DNA重組。只要我們身上有細胞分裂、細胞受傷，就有變遷的可能，這些都是自然發生的。

—— 楊寧蓀

　　2015年，國際馬鈴薯中心卡魯茲（Jan Kreuge）團隊於《美國國家科學院院刊》（PNAS）提報，發現天然基改甘薯，內含農桿菌插入的基因，古代就發生了。

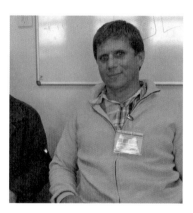

圖1-19　發現天然基改甘薯的卡魯茲

善用科學新發現

　　1953年發現DNA結構以後，科學家很快就體認，他們能夠將承載特定資訊的DNA片段（基因），轉移到其他生物上。科學家發展出重組DNA（或稱基因轉殖、遺傳工程）技術，包括將不同的DNA接合、將重組DNA轉殖進入寄主細胞等。在歐洲，基因改造（genetic modification）

和基因工程（genetic engineering）同義，但在美國，基因改造也包括傳統的育種方法。

科學界較常用「轉基因」（transgenic）。利用其他物種的基因改變動植物的特性，稱爲外源基因（transgenic）改造，相對於用同種動植物基因的同源基因（cisgenic）改造。一般俗稱「基因改造生物」（基改生物，genetically modified organism，GMO）。

自古以來，大自然與人類祖先一直在從事基改，以改變生物，只是以前沒有這個名詞。甚至，以前的育種者發現可以使用游離輻射（例如，加馬射線）的處理，增進突變的速率，再從突變株中挑選我們想要的性狀，化學誘變劑也經常使用；其產品均稱爲「天然產品」。

基因一旦被載體放到目標基因後，會產生一種很有趣的現象，就是特定基因的功能只會在特定組織表達。譬如眼睛組織有一種重要的蛋白質，只會在眼睛表達，不會在皮膚表達……生物體的每個基因不會在每個細胞都表達，一種名爲啓動子（promoter）的開關會告訴各個細胞，該表達哪些基因的功能。

—— 楊寧蓀

不過這樣的突變都是隨機的，無法掌握突變的方向，無法預期性狀。但這些突變做法而獲得特別特性的作物，由來已久，而在1970年代還相當流行，例如獲得耐殺草劑小麥等。但是現代的基因改造使用「基因接合」技術，它讓基改技術提升到明確精準的層次，又縮短改進時程，也克服物種之間不相容的障礙。

只是歧視先進的分子生物學

聯合國糧農組織與世界衛生組織的食品標準委員會，對「基因改造生物」之定義為：基因遺傳物質被改變的生物，其基因改變的方式係透過基因工程技術，而不是以自然增殖或自然重組的方式產生。

我國衛福部陳述「基因改造」為，使用基因工程或分子生物技術將遺傳物質轉移或轉殖入活細胞或生物體，產生基因重組現象，使表現具外源基因特性或使自身特定基因無法表現之相關技術。但不包括傳統育種、同科物種之細胞及原生質體融合、雜交、誘變、體外受精、體細胞變異及染色體倍增等技術。

由上可知，官署的「基改」定義侷限於近代新科技，排除傳統育種和自然重組或突變。許多民眾抗爭基改，部分原因就在定義問題。

基因改造食品（基因轉殖食品），指基改作物而得食品。基改食品在市面上呈現的方式有以下三大類：(1)原料型態的食品：食品本身就是基因改造生物，如耐除草劑的基因改造黃豆。(2)初級加工型態的食品：如基因改造黃豆簡單加工磨成的豆漿。這種初級加工的食品裡還有基改DNA，可檢測出是否含有基因改造食品。(3)高度加工型態的食品：如以基因改造黃豆為原料，經過複雜程序，精製純化的黃豆油。經過高度加工的食品，往往已經不含基改DNA。

市面上最常見的基改食品，其成分是來自經基改的黃豆和玉米。基改黃豆可加工製成醬油、黃豆粉，或用來製造餡餅、食用油及其他豆類食品；基改玉米則可加工製成玉米油、麵粉或糖漿，再用來製造零食、糕餅和汽水。

為何需要改造基因？

善用知識造福民生

一開始是醫療緣故。1901年，科學家發現糖尿病是由於胰島損壞所致。1921年，兩科學家提取胰島素，並成功治療，兩人也因爲發現胰島素而獲得了1923年的諾貝爾生醫獎。在醫療上，第一代胰島素爲動物胰島素，不同種族哺乳動物（人、牛、羊、豬等）的胰島素分子的胺基酸序列和結構稍有差異，其中豬胰島素與人的最爲接近。動物胰島素是最早應用於糖尿病治療，一般是豬的胰島素（與人的只有1至4個胺基酸不同），但易發免疫反應，注射部位皮下脂肪萎縮或增生、抗藥性。

第二代胰島素爲人造胰島素，以基因工程製造出高純度的合成人胰島素，其結構和人體自身分泌的胰島素一樣。第三代胰島素爲胰島素類似物，利用基因工程技術，改變胰島素肽鏈上某些部位的胺基酸組合等，均可改變其理化和生物學特徵，從而研製出更適合人體生理需要的胰島素類似物。

1973年，美國加大教授博耶（Herbert Boyer）和生化學家科恩（Stanley Cohen，1986年諾貝爾生理醫學獎得主）共同首度將生物基因分離出來，並移至單細胞細菌，細菌顯現出這個基因並製造出蛋白，他們的這項發現導致對生物技術的首次直接應用，人工合成治療糖尿病的胰島素，成爲現代生物技術的開端。

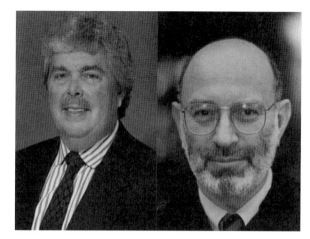

圖1-20　美國加大教授博耶（左）、生化學家科恩（右）：現代生技的開山祖師

　　1976年，博耶和創投家斯萬森（Robert Swanson）創建基因科技（Genentech）公司，為全球第一個基因工程公司，1977年，該公司以大腸桿菌生產人類蛋白質（生長素抑制因子），1978年，該公司生產基因工程人體胰島素。

　　至於基改食品，第一種基改作物是在1980年代早期，約經15年研發與安全測試，1994年推出的基改番茄，可延遲果實軟化。第一個批核的基改微生物食品是凝乳酶（在美國，估計約九成的硬乾酪，是來自基改細菌，帶有生產凝乳酶的牛基因。）

傳統育種「緩不濟急」

　　傳統育種所需時間相當長，通常約十年，不容易回應環境惡化與人口增多的變遷。又如每一小麥育種需費1～1.5百萬英鎊（1英鎊約台幣50元），而只夠漸進式的改善。

　　1996年，全球種植170萬公頃的基改作物，六年後（2012年），增為

百倍而達1.7億公頃。2012年的基改種子占所有種子的1/3，由28國1730萬農民種植，其中超過九成爲開發中國家（20國）的農民。全球依種植數量排序爲美國、巴西、阿根廷、加拿大、印度。

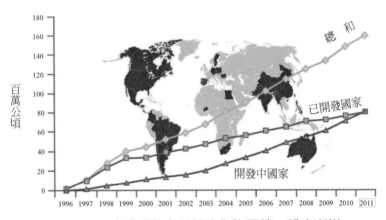

圖1-21　全球種植主要基改作物面積：穩定漸增

基改強化作物體質

　　2014年，英國政府科技諮詢委員會發布報告指出，善用基改科技，造福健康與環保，正在進行中的作爲很多。

挽救穀類

　　基改強化傳統育種的能力，例如，英國正研發基改小麥表現出「蚜蟲警告賀爾蒙」（警告其他蚜蟲遭遇危險的化學信號），可增加糧食、減少農藥施用。另一基改作物能力是自行捕捉空氣中的氮氣，不必靠人工肥料。近來，研發許多新興基改作物的性狀，包括增加光合作用效率、利用氮的效率、利用磷酸鹽的效率、抗鋁、抗鹽。目前，殘害穀類植物根部的立枯病（take-all），基改似乎是唯一的對策。

挽救小麥

(1)有一種細菌基因幫助小麥利用亞磷酸鹽，而遏止大穗看麥娘（英國農民稱「黑草」）。小麥的主要禍患是立枯病，燕麥具有抵抗小麥的立枯病品系，因能產生抗生素「燕麥根皂苷」，科學家已找出生物合成燕麥根皂苷的基因。(2)人類的乳糜瀉來自對小麥穀蛋白過敏，使用RNA干擾技術，可產生剔除這些蛋白（但營養價值不減）的小麥品系。和小麥相比，若要相同量的碳水化合物，燕麥的升糖指數較低（會促使糖尿病），因其含較多的某基因，這可轉殖到小麥（和馬鈴薯、番茄）中表現這類基

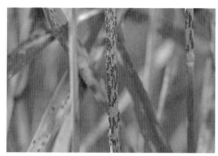
圖1-22　麥鏽病

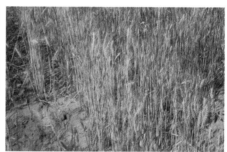
圖1-23　殘害穀類植物根部的立枯病

因。

(3)小麥鏽病導致全球收穫大損失，科學家在野生種找到抗病基因（多基因），使用堆疊技術轉殖這些基因到小麥中。

挽救馬鈴薯

(1)1845至1852年間，發生於愛爾蘭的大饑荒，約有一百萬人死亡。造成饑荒的主因是晚疫病，病原為一種水黴菌，會讓馬鈴薯腐爛；晚疫病至今仍為全球馬鈴薯的主要災禍。科學家已經找到抗病基因（多基因），使用堆疊技術轉殖這些基因，讓病原更難以得逞。德國巴斯夫股份公司曾

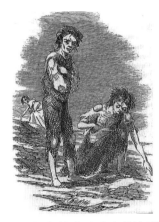

圖1-24　馬鈴薯晚疫病菌導致十九世紀的愛爾蘭大饑荒

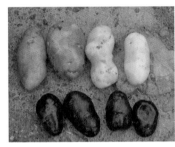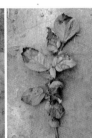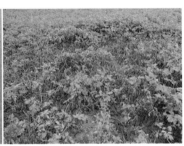

圖1-25　馬鈴薯晚疫病

研發出抗晚疫病馬鈴薯，但因歐盟市場充滿敵意而撤出。

　　全球合作解讀馬鈴薯晚疫病黴菌，包括美國麻省理工學院科學主任納士邦（Chad Nusbaum）團隊，結果已發表於2009年9月的《自然》期刊。

　　(2)烹煮製作薯條時，天然的胺基酸天門冬醯胺與還原糖，引起反應而產生丙烯醯胺（遺傳毒性致癌物）。科學家已經找到改變兩原料成分的基因，又可經由基因靜默技術減少損傷。(3)在溫濕環境，易遭細菌枯萎，科學家在阿拉伯芥找到抗菌基因。(4)為對抗馬鈴薯白線蟲，科學家已找到基因。

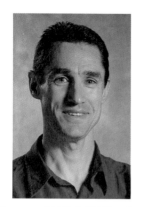

圖1-26　美國麻省理工學院
科學主任納士邦

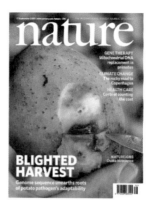

圖1-27　於2009年《自然》期刊發表，
全球34個組織合作解讀解讀馬
鈴薯晚疫病黴菌基因組序列

挽救稻米

稻熱病是世界性的主要水稻病害之一，該病由眞菌感染所致，危害地域廣泛，在大風吹動下可在同一時間席捲整個田野，感染水稻的各個生育期，侵害各個部位，引起葉片甚至全株秧苗枯死。此病摧殘全球一到三成的稻米，每年此量可供六千萬人食用。

已發展國家廣泛使用殺眞菌劑對付，但在發展中國家，出於經濟原因或配送等方面的考慮，絕大多數農民沒有採用殺眞菌劑。日本國立農業生物學科學研究所的福岡修一教授所領導的研究小組發現了一種基因對抗稻熱病菌。

挽救豇豆

豇豆是非洲最重要的原生豆，耐旱又增進土壤肥沃，全球豇豆的八成種植於南非洲，大部分是貧農的，他們往往買不起農藥與肥料，在此地區，豇豆爲數百萬人的蛋白質的主要來源，他們善用整株植物：其豆煮

湯、燉菜、做麵包；其葉子當新鮮蔬菜；其莖當乾草而為牛的飼料。不幸地，寄生開花植物「獨腳金」，攻擊宿主植物的根，搶奪宿主的水和營養物，使它們無法生長或結實，每年造成巨量的豇豆損失。

2009年8月28日，《科學》期刊刊出，美國維吉尼亞大學科學家生物教授提柯（Michael Timko）團隊的研究文章，他們找到一個抗獨腳金的基因，不只可幫忙豇豆，也可幫玉米和高粱（均為非洲主要穀物）等對抗獨腳金。提柯等人已經定序豇豆基因體，並研發出多重改善的農藝性狀，包括抵抗其他病原。另一困擾是易受豇豆莢螟摧殘，基改蘇力菌豇豆正在田間實驗中。

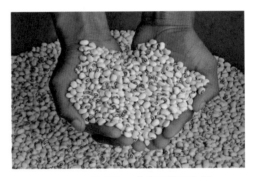

圖1-28　豇豆：非洲重要作物

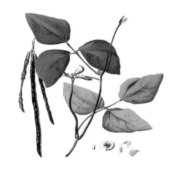

圖1-29　豇豆植枝

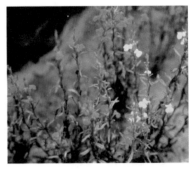

圖1-30　寄生植物獨腳金重傷作物豇豆

挽救柑橘與其他

　　全球因柑橘木蝨傳播細菌，導致柑橘樹黃龍病，美國除噴灑農藥對付外，佛羅里達大學等研發基改以挽救柑橘。

　　香蕉面對四種主要生物威脅，其中，基改抗線蟲正在烏干達進行田間實驗。為提供非洲以香蕉為主食的貧民，蓋茲基金會資助，澳洲昆士蘭科技大學研發貝他胡蘿蔔素香蕉，正在美國愛荷華州立大學從事人體安全測試。

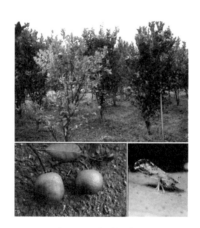

圖1-31　柑橘樹黃龍病正危害全球

　　魚與其他海洋生物（藻類、磷蝦……），內含有益（心臟）健康的Omega-3不飽和脂肪酸，但植物油則否。基改油籽作物則可含。

　　為挽救番茄，科學家在阿拉伯芥找到抗羅爾斯頓氏菌（造成寄主植株萎蔫和死亡）的基因。另外，基改番茄可產生更高量的黃醇、類黃酮（有益健康）。

保護製紙員工

　　科學家正在開發具有低含量木質素（木本植物細胞的結構組成）的

樹,以減少生產紙漿和紙張時使用的(有害)化學物質,則不僅可以減少對環境的影響,也可改善操作工人的健康。

延長保鮮期

經由延長架上存放期,基改蔬果可經歷較長時間的儲存或運送,減少損失浪費。

生物修復

世界上有許多土壤與地下水汙染,受損的土地可經由特殊生物的種植與作用,恢復其養分和土壤結構。諸如白楊樹與油菜已經基改,以清理土壤金屬重金屬(鉛、砷、鎘)汙染;此為基改生物修復功能。

耐鋁

地球表土約有四分之一為酸性。若土壤酸鹼度超過5(近中性的弱酸),其內的鋁為無毒的型態,但土壤酸性時,釋出鋁離子,會傷及一些植物的根部,影響其生長、水和營養物的吸收。天然耐鋁的植物,是從根內部運送有機陰離子,到根外部,與鋁離子結合成無害的型態,則根部可無礙地成長。小麥具有此種耐鋁機制的基因,正可幫助不耐鋁的大麥。

耐鹽

鹽分影響超過三成灌溉作物與7%乾地農業。作物灌溉逐漸增加土壤鹽度,因為灌溉水含有一些鹽分。耐鹽植物細胞質膜運輸蛋白對鹽分(鈉離子)有選擇性,可移除木質導管(輸送水和營養物)中過量的鹽分(鈉離子),而不累積於光合葉片組織中造成中毒,保護植物葉子。小麥具有此種耐鹽機制的基因,正可幫助不耐鹽的杜蘭麥。

固氮

　　大氣成分中有80%為氮氣，但游離的氮氣無法被植物直接吸收，需轉化為含氮化合物，如銨鹽或硝酸鹽等。將氮氣轉變為含氮化合物的過程稱為固氮作用，可藉由自然固氮或人工固氮兩種方式來進行。人工氮肥以石化當原料，製造過程耗費水電能源，施肥時易於汙染環境。

　　自然固氮主要是「生物固氮」，指藉由自然界中特定的微生物（固氮菌），將空氣中的氮氣經由細胞中酵素的催化，轉化為氨等含氮化合物。固氮總量最多的是共生於高等植物（豆科、蘇鐵、赤楊等）體內的共生性固氮菌，如根瘤菌等。根瘤菌是土壤中常見的桿菌。

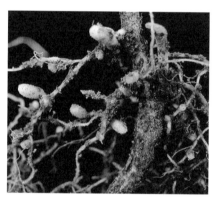

圖1-32　根瘤菌結節：善用大氣中的氮

　　固氮菌可將空氣中游離氮氣固定於植物的根瘤內，並利用固氮酶催化氨的形成，氨溶於水可形成銨離子，以供植物利用。而另一方面，豆科植物的根部可分泌生物素、維生素B1、醣類及氨基酸等有機養分，供應固氮菌生長所需，並藉此聚集大量固氮菌，以促進根瘤的增生。

　　若小麥、玉米等作物能改變為與固氮菌共生，就能大量增產，但改造程序複雜，牽涉許多植物基因，正由蓋茲基金會資助研究中。

附帶地，基改增進使用氮的效率，因為使用丙胺酸轉胺酶，促進作物吸收氮。

加鐵

轉殖從土壤移動鐵到種子的關鍵基因，包括促進鐵蛋白的表現、以鐵全草含煙胺運輸蛋白而促進流入胚乳的鐵量。

善用磷

玉米、黃豆、大麥、小麥等穀物中的磷，約有五成到七成多存在於植酸（無法消化的化合物）中，在養豬密集處，其排泄物使得土壤中累積太多磷，而易導致藻類大量生長（藍綠藻就常產生毒素），而使得水中氧含量減少，導致魚死亡，並且造成水不適於飲用。傳統養豬時，須在飼料中添加磷酸鹽，為豬隻補充磷養分。

但若採用基改植酸酶玉米當飼料，就可讓豬消化飼料中的磷，而不必添加磷酸鹽，既能減低成本與勞力，還可減少豬隻排泄物中磷的量。植酸酶基因改造馬鈴薯的成長更佳，因為植酸酶會分泌到土中分解植酸，而增加磷的吸收。

無機磷（正磷酸鹽）是植物可直接使用的形式，會受到土壤化學影響，而限制作物產量，因此，作物需要無機磷肥料，源自磷岩（有限而非再生礦物質）。作物只吸收20～30%磷肥。若依現在使用速率，磷岩只剩70～200年可用，因此，需要想出永續利用磷岩的方式。如何讓植物更有效地利用無機磷？改良其根部、新奇方式利用其他形式的磷。科學家已經找到，稻米中有抗缺磷基因，可轉殖到需要的植物中。

植物無法利用亞磷酸鹽的磷，細菌中有利用磷的基因可轉殖。

RNA干擾

RNA干擾（RNA interference，簡稱RNAi，榮獲2006年諾貝爾生理醫學獎）：RNA誘發的基因沉默現象，普遍存在生物中，從酵母菌到哺乳類動物都可發現。當細胞中導入與內源性傳訊RNA編碼區同源的雙鏈RNA時，該傳訊RNA發生降解而導致基因表達沉默。與其他基因沉默現象不同的是，RNAi具有傳遞性，可在細胞之間傳播，甚至還可使子代產生基因突變。RNA干擾與轉錄後基因沉默和轉殖基因沉默是同一現象。

RNA干擾可運用於許多方面，其原理都是藉由基因沉默的方式抑制基因的表現，達到所需的目的，例如，在作物改良方面，減少作物中會引起過敏的蛋白質成分，包括不含咖啡因的咖啡、無淚洋蔥。

分子標誌輔助育種技術

此技術能夠偵測植物的基因體，並在短時間內辨識具有最佳性狀之優秀品種，方便研究人員選種。此技術可為研究人員節省了不少時間與育種費用，例如在土壤細菌枯草桿菌中，篩選出天然存在的耐旱基因。

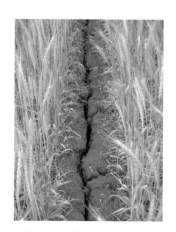

圖1-33　基改耐旱小麥

大自然肆虐,基改相救

有時大自然中可找到天敵、抗性,但似乎越來越難。上窮天地畢黃泉,例如,1977年,美國加州酪梨遭遇枯萎病,科學家到南美洲厄瓜多爾原始的森林裡酪梨的親緣種,才找到抗病基因,

2000年,美國國家研究委員會(NRC)在《農藥在美國農業的未來角色》報告中指出,發現新的抗性基因不容易,例如,為保護棉花,科學家在鏈黴菌中找到的膽固醇氧化酶,對棉花象鼻蟲有毒,但對其他害蟲無毒;使用蘇力菌基改棉花,可對抗棉鈴蟲,但仍未找到其他需要對抗的粉蝨、蟎、盲椿。

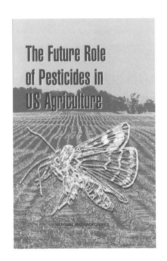

圖1-34 《農藥在美國農業的未來角色》:美國國家科學院報告

紐約市立大學正與國際團隊開發基改牛抵抗非洲昏睡病,此病每年造成數千人、幾百萬頭牛死亡,由蓋茲基金會和美國國家科學基金會資助。所有這些基改應用基改技術(而非化學品)控制疾病。這也是生態農業、永續發展、養活更多人而減少對環境的影響。

各式生物的生存競爭

生物演化歷程，顯示為求生存的彼此競爭關係。在生物求生存的生態中，諸如人與玉米螟蟲競爭玉米，彼此「軍備競賽」，演化出更佳生存策略，難有「永續發展」的解決方式。

生物演化過程中，大家「自求多福」，各顯神通，或因突變或其他原因，獲得更有利的生存條件時，就可「多子多孫」。但演化順利者（或人類刻意栽培者），可能「樹大招風」，例如，玉米的害蟲包括夜盜蛾、玉米根蟲、玉米蚜、玉米穗蟲、切根蟲、歐洲玉米螟、草地夜蛾、蚱蜢、西南玉米螟、葉蟎、西方豆類夜盜蟲、金針蟲等多種。

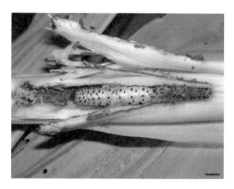

圖1-35　玉米螟蟲咬食，可能導致各式蟲與菌入侵植物，結果產生諸如黃麴毒素的汙染

人與「害蟲」（人類的觀點）對抗的歷史，就是部分農業演化史，也顯示科技演化的原因，例如，在驅除害蟲而施用農藥方面，一大部分的噴灑農藥浪費掉而跑到大氣中或土壤裡，這和噴藥方式、配方、環境條件（風速……）等有關。有些作物葉子上有臘質表層，也影響農藥吸收率。

加拿大環境部與環境公司合作成立「加拿大全球排放詮釋中心」，研究結果是，噴灑損失可高達92%，但注到土壤並翻土遮覆為最低（小於

26%）。在農藥的流程中，製造、運送、噴灑等均浪費許多物質與能源。此種「外加」幫助生物的作法，顯然成本效益差，若讓作物本身具有對抗能力，效率可大為提昇；這就是基改的方法。

基改救助木瓜的故事

木瓜原產於南墨西哥及中美洲。它富含抗氧化物，所含 β 胡蘿蔔素比胡蘿蔔高，維生素C含量也比奇異果高，且含豐富的維生素B、鉀、鎂、鈣。含有木瓜酵素，幫助消化蛋白質、脂肪及澱粉。

美國夏威夷淪陷

夏威夷木瓜原種植於歐胡島，1937年首次發現木瓜輪點病毒，1950年代末期重傷該島的木瓜產業，因此，漸漸將產業移至大島（夏威夷島）。1978年科學家開始研擬對策；接著，有基因科技可用，1986年起研發基改木瓜，研究小組成員包括分子生物學家、木瓜園藝家、組織培養學家、植物病毒學家等。1992年，輪點病毒侵入大島的普納（Puna）產區（其木瓜總產量占整個夏威夷的95%），重傷夏威夷木瓜產業。

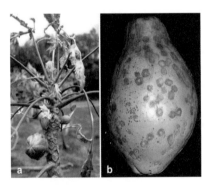

圖1-36　夏威夷木瓜遭受輪點病毒攻擊

　　1992年，植物病理學家康乃爾大學植物學家岡少夫（Dennis Gonsalves）團隊研發出基改抗輪點病毒木瓜（「彩虹木瓜」），在歐胡島進行基改木瓜田間試驗。

　　1995年於普納地區進行大規模田間試驗，每年每英畝基改木瓜生產125,000磅，但非基改木瓜僅5000磅（且皆感染病毒）；基改又比較早幾個月開花成熟。1997年基改木瓜通過美國農業部、環保署、食品藥物檢驗局等機構審查。1998年基改木瓜獲准生產。1998年5月1日，夏威夷農夫免費分配到基改抗輪點病毒木瓜的種子。

　　1999年彩虹木瓜採收並銷售至美國本土，基改木瓜解救夏威夷木瓜產業，也使全球木瓜產業進入生技時代。2003年加拿大允許彩虹木瓜進口。2011年日本允許彩虹木瓜進口，成為日本首項核准上市的生食基改食品。

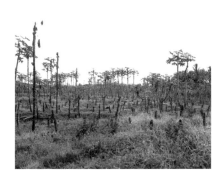

圖1-37　夏威夷木瓜被輪點病毒重傷

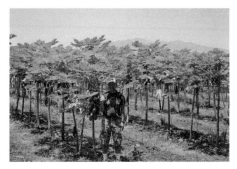

圖1-38　康乃爾大學植物學家岡少夫研發基改抗輪點病毒木瓜

從小教育

　　夏威夷大學為推展基改作物，消除民眾的疑慮，積極推動從小學教育民眾了解遺傳的特性，了解生物技術結合日常生活的應用。

為了對付輪點病毒，多年來，不少人一直在努力從事傳統育種，希望獲得對病毒的抗性。木瓜則本無抗性。有人發現抗性，想要放入木瓜中，但此抗性是「定量」的，結果越來越稀釋；總之，該作法不適合夏威夷木瓜。瓜農嘗試輪作、更低密度種植等，但沒用，因該病毒由蚜蟲迅速傳播。經濟上可行的方法是找遠離感染的原始地，砍伐森林與闢地；若遭感染再往原始林去。在環保上，這會比種植基改木瓜更好？

—— 岡少夫，2012年

夏威夷木瓜市場分三塊：基改木瓜、有機木瓜、傳統木瓜。2005年11月，夏威夷某地市場，有機木瓜售價是每公斤3.2美元，而基改木瓜只0.99美元。美國有機木瓜每年市值三十萬美元，非有機的夏威夷木瓜市值約一千多萬美元。

台灣木瓜委屈了

世界其他地區也相繼淪陷，例如，泰國早自1983年即嚴重傳染輪點病毒，至今蔓延更形普遍，也傳染到鄰近國家。

在台灣，木瓜也害於果實疫病、白粉病、紅蜘蛛，這些在及時施藥下尚有效，但感染輪點病毒時無法以傳統化學藥劑防治，無藥可治。感染後葉子枯黃生長停滯、開花受阻、果實發育不良甚或畸型，並出現同心輪紋及黃點，並帶有苦味。

1975年，日本開放台灣木瓜外銷，農民大量種植木瓜田，卻導致木瓜輪點病毒侵襲，全台受傷。1987年，農業試驗所鳳山分所發展出網室栽培技術，可有效阻隔蚜蟲傳毒。但每公頃增加六、七十萬元的網室成本，使用期約三年，網室易導致其他病毒滋長，而濕熱環境也誘使蟲害，結果需更多農藥。網室遮蔽一半的陽光，甜味和風味都比露天栽培差。另外，颱風會摧毀溫室，損壞塑膠網不利環境。

台灣之光：葉錫東與其基改木瓜

　　夏威夷所研發的鞘蛋白基改木瓜，僅對夏威夷的病毒株系有很好的抗性，對台灣及其他地區的病毒則未必。國內基改木瓜研究始於1988年，中興大學葉錫東[4]研發出基改木瓜可同時對抗「一般木瓜輪點病毒、超強木瓜輪點病毒、木瓜畸葉嵌紋病毒」。

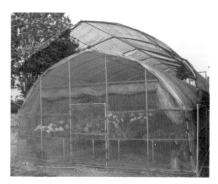
圖1-39　網室

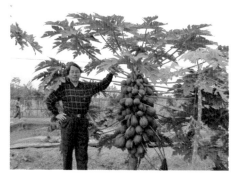
圖1-40　葉錫東與其基改抗病毒木瓜

　　其原理為以遺傳工程的方式，在RNA層次營造植物的免疫抗病毒性狀，也無可能導致過敏等的外源蛋白。雜交後，1996年栽培出具雙重抗病毒的基改商用品種「新台農二號木瓜」，不需網室。田間試驗單位面積產量比非基改木瓜多達三倍，價值更高多倍。2012年，榮獲台北生技獎金牌獎。不過，由於一些原因，至今台灣尚未種植基改木瓜。

4　政府為解決木瓜輪點病的問題，開始在公費留考增加植物病蟲害防治項
　目，葉錫東考取公費留學，於1979年到農業科技著名的美國康乃爾大學，
　研究為木瓜治病的方法，成為美國基改木瓜權威岡少夫的門生。

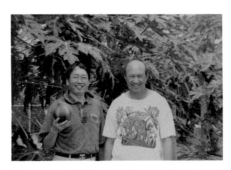

圖1-41　葉錫東拿著他的基改木瓜與其恩師岡少夫

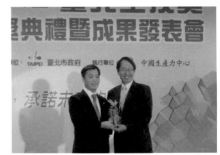

圖1-42　葉錫東的基改木瓜榮獲台北生技獎

世界各地出現反基改聲音，美國和台灣也一樣。2014年，台灣主婦聯盟生活消費合作社發表〈那些悄悄來到餐桌上的基改食品〉，認為，雖然夏威夷的木瓜業靠基改才重新站起來，但接著否定它：「一般來說，幾乎所有基改作物的開發完全是為了開發者的利益，而未對自然界或是消費者帶來益處。」反基改者不解科學，只會找藉口反對。

夏威夷木瓜外銷日本已經許多年，但彩虹木瓜銷日過程卻備受折騰。「拒絕基改食品！推廣團」代表說：「基改食品對食用者有引起過敏的風險，這就是在日本花了十二年取得許可的主要原因。」其實，基改木瓜不會導致過敏，因經嚴格檢測才可上市；反對者卯足全力抗爭阻擋，然後說：「你看，基改難上市。」

「要站在木瓜的立場想一想」

對於反基改者，葉錫東比喻輪點病毒是木瓜的愛滋病：「要站在木瓜的立場想一想。」他感性地說，愛滋病人如果知道有可治愛滋的新藥，一定會想盡辦法嘗試，人有求生的權力，木瓜也一樣，如果有可防制木瓜生病的方法，為什麼不讓木瓜使用呢？

　　基改木瓜工作並沒讓我富有，但看到人們受益給我極大的滿足感。有些人因哲學觀而反對基改……。我的目標是從事優質科學，並以科學判斷其對人的安全性、對環境的風險。……幾年前，我住院，有醫院菲律賓員工來找我，說：「我認識你，你是岡少夫博士，我很高興看到你，因為你開發救助的木瓜，讓我仍可種植木瓜。」這讓我感覺超棒。

—— 岡少夫，2012年

綠遍天涯樹

　　最近，環保生態界有件振奮人心的事：救活美國栗樹。20世紀初，北美東部四分之一的硬木就是栗樹，提供許多生物食物和棲地。後來，受到「栗疫病菌」侵襲，摧殘殆盡（50年內減少30億棵樹）。科學家使用傳統育種和基因工程兩方式救治，均已出現曙光。

　　前者始自1970年代，將美國栗樹與中國栗樹（能抗栗疫病菌）雜交，所得子代再和美國栗樹「回交」，讓後代儘可能保有美國栗樹的特徵（高大等），並具有全部抗栗疫病菌的基因。

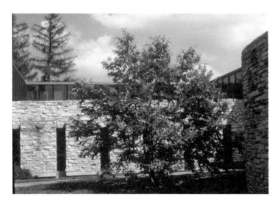
圖1-43　中國栗樹又名中國板栗，具有抗栗疫病菌的能力

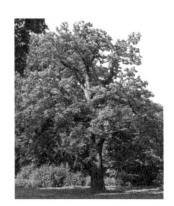
圖1-44　壯觀的美國栗樹

　　但是回交育種不精確，也需多世代的長成大樹確認；主因是不知抗菌基因何在？只能靠運氣，而浪費許多時間和資源摸索。至於基因工程方式，20年來，分子生物學家從小麥找到救命基因（能產生破解栗疫病菌酸的酵素），連同中國栗樹的基因，一起嵌入美國栗樹的基因組，子代能戰贏栗疫病菌。

　　為獲批准，科學家需向環保署、農業部、食物藥品署（因栗子為食物）申請，若均許可，預計五年內在野地種植，這些栗樹將是基因改造復育的首例，而20年後，美國栗樹將「春回大地、綠遍天涯」。

招死歐洲基改的伎倆

　　2014年，著名刊物《新科學家》社論說，美國反基因者罔顧救樹助生態等效益，將再用20年前招死歐洲基改的伎倆：逐漸地在民眾心中種植懷疑的種子。現在的歐洲反基改，不幸的例子是，1845年起，愛爾蘭大饑荒（約百萬人死亡），因其主食的馬鈴薯遭受晚疫病侵襲而歉收；2012年，科學家已研發成功抗病基改品種，但受制於歐洲反基改浪潮等因素，至今仍未上市。

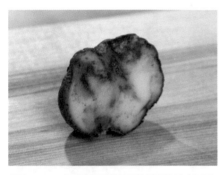

圖1-45　馬鈴薯遭受晚疫病的結果

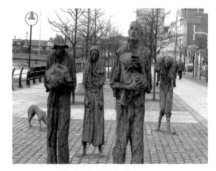

圖1-46　愛爾蘭塑造雕像紀念1845年的大饑荒，當作警惕

　　2014年5月，美聯社等媒體報導，中南美洲咖啡樹遭受葉鏽病侵襲而減產，讓美國大為緊張，急忙撥巨款找科學家培育抗病品種，因為減產將導致數十萬相關種植與工作者失業，恐怕會改行販毒等。科學家對抗鏽病已有經驗，例如，2009年，已找出小麥的抗鏽病基因。

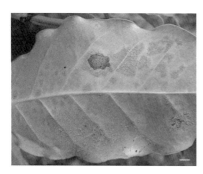

圖1-47　咖啡鏽病

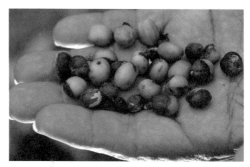

圖1-48　遭致咖啡減產

志在救人的黃金米

　　2011年，世界衛生組織估計，全球約兩億兒童、兩千萬孕婦缺乏維生素A。其中，約四十萬兒童失明，然後一年內半數死亡。缺乏維生素A也導致免疫力下降，使得諸如痢疾與麻疹等病的死亡率增加，結果添加的死亡率約一百萬人（大部分是幼兒）。有營養缺乏問題的貧戶，經常只有主食可以吃。解決方法之一是在主食中添加這些需要的營養素。

　　以缺維生素A為例，若是可以在主食中添加胡蘿蔔素，食用之後，胡蘿蔔素可以被人體分解成維生素A吸收利用。但世界貧戶的主食是稻米，食用部分並無胡蘿蔔素。

遭受過飢餓者的志向

德國生物學家波崔庫斯（Ingo Potrykus），曾爲瑞士蘇黎世聯邦理工學院植物科學教授，研究植物生技。早年曾在二戰後受飢荒與營養不良之苦，而注重營養不良問題、基因科技解決糧食問題的潛能。自從知道全球維生素A缺乏症與稻米問題後，他深爲其中挑戰所吸引，包括科學上的「爲了讓稻米產生胡蘿蔔素，不只需轉殖一個基因，而是多基因」等。

他找德國弗萊堡大學的細胞生物學教授拜爾（Peter Beyer）合作，因後者嫻熟水稻的胡蘿蔔素合成途徑等。結果，黃金米誕生了，正是「二人同心，其利斷金」。

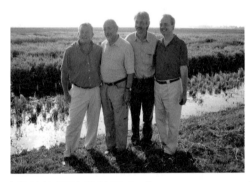

圖1-49　黃金米計畫的執行秘書杜巴克（Adrian Dubock，受農委會之邀來過台灣）、波崔克斯、拜耳、美國洛克斐勒基金會代表（從左而右）

在烏干達等地，可提供加強維生素A的甘藷；甘藷原已含維生素A，使用傳統育種方式，即可提高維生素A的含量，但是稻米不行，因它原本就沒有維生素A。有人主張諸如甘藷、蔬果等可提供維生素A，但這些食物可能該地沒有、或只在某季節出現、或對貧民而言太貴，而貧民往往不了解營養事宜。

最好經由主食方式

至於分發維生素A膠囊，1998年起，世界衛生組織協同慈善組織分發，但問題在於，缺乏分發的基礎建設，因維生素A膠囊需要每三個月分發，包括深入貧窮地區，日復一日與年又一年的補充與監督，其成本效益不高。

美國國家科學院院士費多樂（Nina Fedoroff）認為黃金米經由主食方式，是最直接的解答。2009年，德國哥廷根大學國際農業貿易與食物教授達恩[5]（Matin Qaim）研究指出，各種救助方法中，黃金米是最具成本效益與永續的作法。

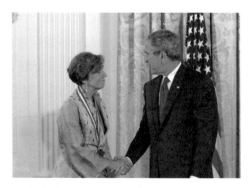

圖1-50　基改專家費多樂由布希總統頒贈國家科學獎（2007）

誕生的歷史

1993年，波崔庫斯和拜爾向美國洛克斐勒基金會提計畫，要把參與胡蘿蔔素生物合成過程的幾個酵素，利用基改的方法送到水稻中，培養出

5　其團隊曾比較種植基改勝於非基改作物（產量多21.6%、農藥用量少36.9%、農藥成本少39.2%、總生產成本多3.3%、農民收入多68.2%）。

可以在胚乳中累積胡蘿蔔素的水稻。審查委員批准這項計畫（七年、兩百六十萬美元）。

黃金米使用兩個β-胡蘿蔔素生物合成基因：一是來自水仙花的八氫番茄紅素合成酶基因、二是來自土壤細菌噬夏孢歐文氏菌的胡蘿蔔素去飽和酶基因。1999年，該團隊把這生合成過程中的第一個酵素送入水稻，並且使胚乳中的受質轉化成八氫番茄紅素，證實轉殖可行，而在稻米中製造β-胡蘿蔔素。

轉殖工作由葉旭東博士等人執行，總共培養出五百棵轉殖株。1999年，發表這項結果，因水稻胚乳中累積β-胡蘿蔔素而呈現金黃色，就命名為黃金米。後來，葉旭東告訴筆者：「1997年12月，我提議將所有基因，一次以農桿菌送進，而非一次一個基因然後雜交，波崔庫斯同意，我們就開始努力。1998年，我們完成了，11月，我離開實驗室到美國就職，溫室的稻米漸趨成熟。隔年初，拜爾寄給我圖，顯示黃色的米，每個人都很興奮。再2個月後，我們回去慶祝波崔庫斯的退休與發表會。」

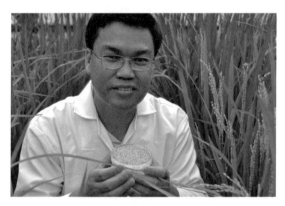

圖1-51　孕育出黃金米

早期科學期刊的立場

他們將成果投稿《自然》期刊，並說明其重要性，包括科學發展上，黃金米的問世是項非常重要的突破，在這之前，無人成功改變整個合成的過程；另外，黃金米也是第一個爲拯救生命而研發成功的基因改造作物。但《自然》沒審查就退稿。

美國密蘇里植物園主任雷文（Peter Raven，華盛頓大學教授、曾任我國科技顧問），邀請波崔庫斯參加當年的國際植物學大會，並將其文稿推薦給《科學》期刊，結果，隔年（2000）刊登。

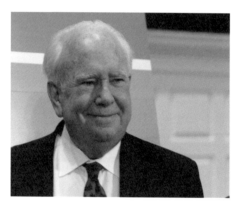

圖1-52　曾任我國科技顧問的美國華盛頓大學教授雷文

稻葉會產生 β-胡蘿蔔素以進行光合作用，但不進行光合作用的地方如胚乳，就不會產生 β-胡蘿蔔素，使用基因工程使得米胚乳含有維生素A的先驅物質「β-胡蘿蔔素」，在人體內轉化成維生素A，從此，稻米主食者就可獲得維生素A。

該團隊選擇轉殖的水稻品種是「台北 309」，原因是這個品種很容易再生。這個品種是粳稻，在1950年代，由我國農委會農試所的農業改良場育種，當時農試所還在台北，因此命名爲「台北 309」。

為何步調緩慢？

世界上第一次田間試驗種植的黃金米，於2004年9月在美國路易斯安那州州立大學收割。田間試驗提供更精確的營養價值測量，也有助於攝食試驗；相較於溫室種植，田間的米多含4～5倍 β-胡蘿蔔素。

為什麼黃金米技術發明成功5年之後，才開始在田裡種植？主因是因黃金米的目標國家（貧民缺乏維生素A的國家），尚未建立合適的生物安全法規，而研發者不能在缺少監管構架的國家進行田間實驗。後來，有意願的包括孟加拉、中國、印度、印尼、南非、越南等16國，由位在菲律賓的國際水稻研究所協調後續工作。

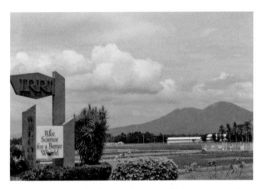

圖1-53　位於菲律賓的國際稻米研究所

精益求精

因受批評 β-胡蘿蔔素含量低，後續加強研發，結果產生2005年的「黃金米二號」，以玉米的基因取代水仙花的，讓 β-胡蘿蔔素增加23倍。2009年，美國《臨床營養學雜誌》文章指出，以美國自願成年人實驗，顯示「在人體中，從黃金米產生的 β-胡蘿蔔素，有效地轉換成維生素A」。同時，美國營養學會指出，該研究顯示，對於建議每日營養素攝

取量，每天攝食小量（約一杯）黃金米，大概可提供一半的維生素A。

接著出現的質疑是，維生素A的吸收需要脂肪，貧民哪裡可獲得脂肪？2013年，國際食物政策研究所的史坦因（Alexander Stein）博士澄清：為了維生素A的生體可用率，體內需要脂肪，量約一天5公克，但貧民有足夠量，如印度最窮成人每天攝食脂肪量約35公克、馬爾地夫（Maldives）貧童22公克。因此，攝食黃金米不需額外脂肪。

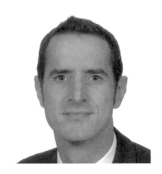

圖1-54　國際食物政策研究所史坦因解析黃金米疑慮

2005年，拜爾獲得蓋茲基金會資助，經由基改，以改進黃金米的鐵質等的生體可用率。

反對者就是要質疑

反對者的另一質疑是，基改食品包含可引發過敏的新穎未知蛋白質。2006年，美國內布拉斯加大學的食物過敏資源與研究計畫顯示，黃金米新基因的蛋白質並不呈現過敏性質。

接著是擔心會攝食過量維生素A而傷身。但轉化為維生素A的程度，取決於身體的需要，多餘則安全地儲存或排出體外。

瑕不掩瑜

2012年，《美國臨床營養學雜誌》有文描述，塔夫茨（Tufts）大學人類營養研究中心的湯光文與中國疾病預防控制中心營養與食品安全所的蔭士安合作，受美國國家衛生研究院和美國農業部資助，實驗對象是68個6～8歲的健康中國兒童，均為湖南省衡南縣江口鎮小學的學生。

黃金米的安全性試驗已經在美國完成，這次實驗的目的在研究黃金米中的胡蘿蔔素在兒童體內的轉化率。

結論是黃金米與維生素A膠囊效果相當，每吃2.3公克黃金米，在血液中產生1公克維生素A，為菠菜的轉化值的4倍，近乎理論最高值。但參與實驗的兒童及其家長並未被明確告知食用的米為基改米，因此實驗的過程違反學術道德。2013年，塔夫茨大學聲明，雖然研究數據通過驗證且並未發現健康及安全顧慮，但是研究本身並未完全遵循塔夫茨倫理審查委員會和聯邦政府的規定，主持研究的湯光文受到處分。

專利有其必要性

黃金米涉及86項智慧財產權（70項專利、16 項「技術權利」），分屬32家大小研究單位或國際生技公司。為了免費將黃金米送給貧民，必須解決使用專利問題。花費兩年多協商，各擁有專利者均同意人道使用，無條件供應黃金米的種子，讓發展中國家年收入少於1萬美金的農民免費種植。2001年，在馬尼拉舉行撥交公用的儀式。2001年，成立「黃金米人道委員會」，由波崔庫斯擔任主席，成員包括拜爾等，並邀請世界銀行、康乃爾大學、美國洛克斐勒基金會、國際稻米研究所等公民營機構團體代表組成。

波崔庫斯曾因媒體質疑專利問題，而表明黃金米的研發需要解決許多技術細節，這些解答散在各項專利中，若無專利保護，這些相關技術將仍

在保密中，無法廣為應用；因此，在現實上，專利有其必要。

溫室足以抵擋手榴彈

　　波崔庫斯指出，審核等的相關法規，是黃金米計畫的一大障礙，原因是社會不了解基因科技，誤以為基改作物會導致健康與環保等問題，使得各式障礙層層高疊。波崔庫斯接過許多惡意電郵、威脅信件，有時擔心自身安危。

　　又如1988年，其大學花費數百萬美金於大學外，建造的溫室足以抵擋手榴彈，應是世界唯一的防護等級。反對者散佈謠言，黃金米會導致禿頭與陽痿。2000年，美國時代雜誌將他照片放在美國版，但沒放在歐洲版，因恐引起激烈抗爭。

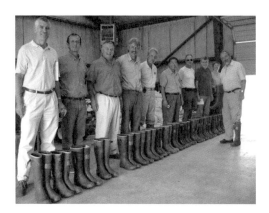

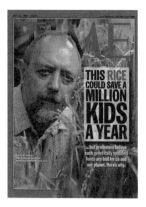

圖1-55　波崔庫斯為首的「黃金米人道　　　圖1-56　美國時代雜誌封面為
　　　　委員會」　　　　　　　　　　　　　　　　黃金米之父波崔庫斯

　　波崔庫斯說，他們花十年（1980～1990）開發基因導入水稻的技術；花九年（1990～1999）研發維生素A合成的途徑；花五年（1999～2004）開發黃金米；然後發現法規障礙，簡直「遙遙無期」，若有可能縮短其時

間，就可減少成千上萬人失明和死亡。

「傻瓜的黃金」

　　綠色和平曾批評黃金米的 β-胡蘿蔔素含量很低，譏笑其為「傻瓜的黃金」。黃金米問世後不久，綠色和平組織便舉行抗議活動，反對理由是黃金米是種子公司的特洛伊木馬，用意在讓大家接受黃金米後，也接受其他基改作物。

　　2013年，美國11位科學界領袖（包括2位諾貝爾獎得主、美國國家科學院前院長），投書《科學》期刊表示，非政府組織煽動反對基改科技，「若有明確的讓人震怒原因，就是綠色和平與其他非政府組織等，一起反對黃金米」。

綠色和平與同夥的威力

　　波崔庫斯曾和綠色和平的高階會商幾次，發現不論黃金米多好，該組織不能容忍任何基改生物，這是其原則；若讓步，該高階很可能得辭職，因有另一環保組織發言人，發現該組織的激烈反基改，實在違反該組織的環保原則，於是辭職。

　　綠色和平善於公關與募款，受到許多理想主義者支持，每年約三億三千萬美元經費可用。1995年，波崔庫斯要送樣本到菲律賓國際稻米研究中心，有學生也是綠色和平成員，矇騙其助理而攔截竊取樣本，隨即，綠色和平即穿防護裝與戴防毒面具，上電視批他與基改。

　　2012年，《新科學家》雜誌指出，綠色和平組織等反對黃金米者，似乎為阻擋基改而不計任何代價；反基改者使用「不自然、入侵、汙染」等字眼，描述基改為貪婪公司強加於世界的科技。

猶如退到「啟蒙時代」前

　　綠色和平的威力甚大，即連世界衛生組織也戒慎，其食物與健康計畫主任克拉斯敦（David Clugstone）也不敢支持黃金米計畫；瑞士要求暫停種植黃金米，讓農民可行銷其「無基改區」作物；波崔庫斯說此為科技的大挫敗，猶如退到「啟蒙時代[6]」前。

　　2012年，摩爾為文〈綠色和平組織的危害人類罪〉指出，綠色和平與其同夥多年來一直反對黃金米，又阻止其田間試驗與推廣，反而宣稱有更好的辦法減輕維生素A缺乏症，但綠色和平沒有實際行動救助受苦的數百萬兒童。

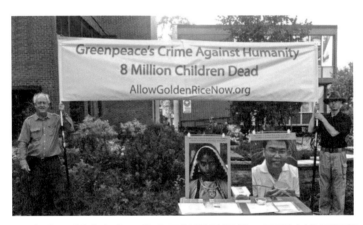

圖1-57　綠色和平創建者之一的摩爾抗議該組織，不顧人道反對黃金米，讓兒童死亡

6　啟蒙時代又稱理性時代，指在17～18世紀歐洲地區，認為理性可解決人類問題。啟蒙時代不同於過往以神學權威為主的威權與教條，以科學和藝術改進人類生活，也產生自由與平等觀。

「野蠻入侵文明」

2013年8月8日，國際稻米研究所受到侵襲，破壞實驗田中的黃金米。約三到四百菲律賓人抗議，約五十人出列，破壞籬笆圍牆，踐踏與拔掉稻米。警察人數不多，也沒阻擋。破壞者分屬於當地農民組織Masipag組織等，一直反基改，曾和綠色和平合作阻擋基改作物。Masipag在其網站上公開聲明支持破壞黃金米的試驗，綠色和平東南亞的發言人在媒體表態，支持銷毀菲律賓的黃金米。

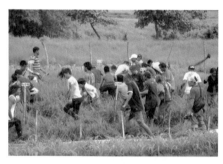

圖1-58　在2013年，菲律賓反基改者破壞黃金米實驗田

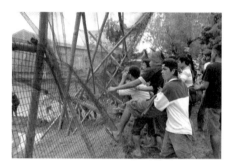

圖1-59　反基改者均不像農夫

全世界許多科學家立即連署指責此破壞。美國科學促進會前會長費多樂為首的一群科學家，寫信給瑞典發展合作部長：「此破壞不只是攻擊造福人群的行為，也是攻擊科學。這從全球觀點更易了解，因為具影響力的環保團體號召世人反對現代植物育種。部分瑞典政府經費資助破壞黃金米試驗的Masipag，實在不該。」

不堪回首

波崔庫斯指出，黃金米避免綠色革命的負面效應、沒有廠商得利、得利者是貧窮者、不會減少農業多元性、至今並無對環境的負面效應或傷

人、使用傳統方法不可能創造出黃金米。

　　2013年，他回答媒體：在菲律賓的實驗，許可分兩階段，首先，在幾個月內核發人的攝食，再半年後核發種植許可。許可人的攝食後，海倫凱勒基金會接受蓋茲基金會資助，將於兩年內、在菲律賓大規模檢視與記錄黃金米的有效性；達到效能後，才會提供給農夫黃金米。

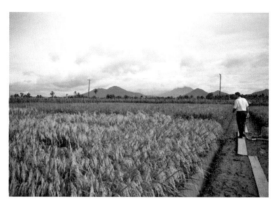

圖1-60　國際稻米研究所黃金米實驗田

歐洲人逼泰國選邊站：「新殖民主義」

　　泰國一直出口米，近來想要種植黃金米，但歐洲進口者說，若泰國種植基改米，就不買泰國米，亦即，歐洲人逼泰國選邊站，這是「新殖民主義」。德國實已放棄農業生技，是很不智的。

　　2001年，波崔庫斯給綠色和平組織的公開信：「人道主義組織需要負責地研發黃金米與田間實驗，若你要阻止，就會被控危害人類……也許你有機會在國際法庭上辯護自己非法和不道德的作為。」他也表示，反對者似乎認為，環保、讓人健康、幫助窮人等，並沒比其意識型態的勝利更重要。反對黃金米也是反智的，這似乎是富裕社會的現象。

對黃金米的另類詮釋

2014年5月21日，K學者爲文〈基改黃金米，人道還是樣板？〉，表示基改黃金米，那是跨國企業用來標榜拯救第三世界兒童，替基改科技漂綠，以遂其掌控全球種子野心的樣板。兩個月後，他說：「基改黃金米研發十年後迄今尙未眞正種植，其原因是基改公司不會賣基改黃金米的種子來賺錢，黃金米只是基改企業拿來做人道精神的形象廣告。」

研發黃金米與其他基改生物的是生物學家或農學家，支持黃金米的是小兒科醫師和營養學家。他們是我們不信任的人嗎？他們的研究主要爲金錢利益嗎？若我是經濟學家，而被嫌缺乏倫理與愛錢，那我可理解其偏見，但他們這些科學家呢？

—— 史坦因（Alexander Stein，國際食物研究所）

連黃金米這麼深具公益意義，均可如此被醜化，「欲加之罪何患無辭」？反基改者採用「稻草人戰術[7]」，就是一定要反對到底。

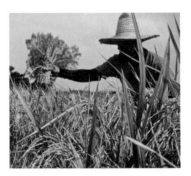

圖1-61　汗滴禾下土：取樣測試黃金米

7　曲解對方的論點，針對曲解後的論點（替身稻草人）攻擊，再宣稱已推翻對方論點的論證方式。稻草人戰術類似「偷換主題」、「偷換概念」，為求勝而不擇手段。

「自然」、「不自然」？

自然就是我們認知與經驗上，比較熟悉的，而不自然則是比較新奇、陌生、複雜的，意味著需要更努力才能了解。自然在本質上是正面的，不自然則否。若需要相當的人為操作，就被認為是很不自然，就像基改生物。

眾多歐洲人認為基因工程種子違反自然法則，衛教之士怒斥為侵犯上帝的職權。

一萬年前，人類已經開始將食物改得「不自然」了。例如，馬鈴薯最早出現於南美洲，最初是含有大量有毒的配醣生物鹼的塊莖植物。但傳統育種雜交造成作物遺傳基因的整批翻新，也許每個基因均受到影響，而且經常造成無法預知的後果。傳統育種為貨真價實的基改，為何被當成是「自然」的？

植物生產毒藥自衛

美國加州大學生化教授艾姆斯（Bruce Ames），以發明艾姆斯檢驗法（Ames test，利用細菌突變可快速檢驗致突變劑）知名，他發現，許多人工化合物在高劑量下，是具有致癌性；但植物也不遑多讓。

植物為保護自身，會製造天然的殺蟲劑，其致癌性一點也不比人工化合物為低；以咖啡為例，其中有上千種天然物，而經過檢驗的二十二種當中，十七種具有致癌性。

——美國國家科學院院士艾姆斯

許多食物天然地包含毒性化學物，讓植物用以自衛（驅蟲、排斥動物咬食等），例如，萊豆含有一種化學物質在消化後成為劇毒氰化氫、芹菜

中的有毒補骨脂素導致皮膚疹和癌症、花椰菜中有化學物質會導致甲狀腺腫大、胡蘿蔔包含一種神經毒素和迷幻劑、桃子和西洋黎促進甲狀腺腫、草莓包含防止血液凝固的化學物質而可導致不停出血、豆子和馬鈴薯穀物等含有外源凝集素會導致嘔吐和痢疾、蕈菇和黃瓜橄欖咖啡茶等也含有毒素。

差點受害的故事

國人愛吃竹筍，但它含毒物氰化物。

2009年，生化專家蘇仲卿教授在〈由食品安全與糧食安全的觀點看保健食品與基因轉殖食品的研發與使用〉文中，提到常食用的農作物中，也有處理不當就會中毒者。大約二十年前，他看了一本在美國出版的《毛澤東私人醫師回憶錄》，其中記載毛澤東到廣東訪問時，以蘇聯提供的化驗方法，在招待他的食物中檢出了微量、但是屬於劇毒的氰酸存在，於是，所有廚師全被扣押於牢。還好，該醫師到中山大學圖書館翻書發現，竹筍含有叫做紫杉氰甙，其分解會產生氰酸的化合物「氰苷」，而檢驗出含有氰酸的菜都有竹筍在內。這一科學文獻調查結果救了一群廚師的性命。

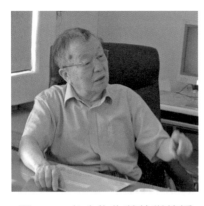

圖1-62　台大生化蘇仲卿教授

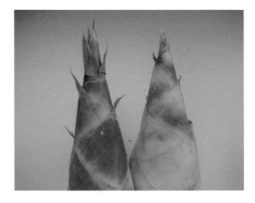

圖1-63　竹筍含微量有毒氰化物

經過熱煮手續，紫杉氰甙分解產生的氰酸大都會揮發去除，這大概是煮得不夠久，或蘇聯的檢驗技術太靈敏才發生的事件。大家熟識的澱粉作物樹薯也是含有氰苷而出名，在台灣也發生過吃了處理不當的樹薯而致命的事件。

天然和合成化學物的毒理

美國環保署有個「分散式可結構檢索毒性資料庫網絡」，內含「致癌效力計畫」（Carcinogenic Potency Project），系統化地測試天然和合成化學物質的致癌性，公開讓公眾使用，已經超過三十年。1992年，在《科學》期刊上說明：因為缺乏天然化學物的比較，合成化學品一直受到指責、背黑鍋，需澄清實情。

(1)人們接觸的化學品，絕大部分是自然發生的。然而，公眾易於認為化學品只有合成的，而合成化學品就是有毒的。其實，天然化學品在某些劑量時，也是有毒的。美國人平均每天攝食天然殺蟲劑（植物為自保而產生的化學品）約1500毫克，相對地，所有合成農藥殘留量約0.09毫克。因此，人們攝食的農藥，其中99.99%是天然的。

人們演化出的防衛能力

(2)人們常誤認，已演化出對食物中天然化學品（而非對合成化學品）的防衛，但人們演化出的防衛能力，大部分是一般性的，而非針對特定化學品的。此外，防衛能力是可誘導出來的，因此，對低劑量的合成和天然化學品，同樣足以保護人們。

(3)由於天然和合成化學物的毒理學相似，就可預期（也確實驗證），相似的合成和天然化學物質致癌性。化學品在對老鼠致癌的比率約50%。因為人們攝食天然化學品遠多於合成化學品（重量和數量上均

是），人們攝食許多讓老鼠致癌的物質。我們已經表明，即使只有一小部分植物性食物中的天然農藥（57種）已經測試，其中29種（讓老鼠致癌），存在於超過50種常見的植物性食品中。因此，可能幾乎每種超市賣的水果和蔬菜，含有讓老鼠致癌的天然農藥。但傳統耕作與有機耕作食品通常殘存的農藥量，遠低於法規的安全標準；美國農業部和英國食品標準署均認同。

宏觀自然的「多元性」

「自然」是什麼？傳染病原（天花病毒、肺結核桿菌……）均為自然的。導致生物慘重傷亡的地震與颱風也是自然的。諸如玻璃娃娃（成骨不全症）、血友病（缺乏凝血因子）、唐氏症（先天愚型）等諸多遺傳疾病，也是自然的。

科學家為救人而注射天花疫苗是妨礙自然嗎？強化建物抵擋天災「不自然」嗎？如果大自然可以造出過敏原致人於死，為何人不該改善？

生物的「食物鏈」就是「互相攝食」，攝食其他生物不自然或不道德嗎？求生的意志應是生物的特性，但是所有生物構成的大家族，明示大家靠犧牲家族分子，以獲得營養而存活（食物鏈），彼此均有罪？

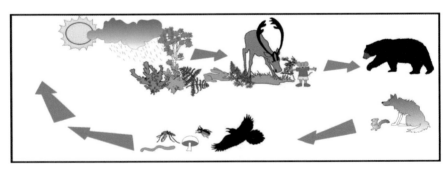

圖1-64　食物鏈：生物互食的自然現象

為讓作物生產量多些，有機業者使用糞肥與抓蟲、除草等，可稱為「自然」嗎？有機農作為求溫飽等，栽培少數特定品種的作物，是否算「違背自然法則」？

早已改變自然

陽明大學前生理教授潘震澤指出，早在現代遺傳科技前，人類就曉得利用生物的自然變異，挑選其中帶有理想特徵的雌雄個體，予以配種，以生出更合適的下一代。這種「人擇」產品，從稻米、小麥、玉米等糧食作物，到雞、鴨、牛、羊、豬等家禽家畜，再到水果、花卉、金魚、貓、狗、馬等各種經濟、觀賞動植物，甚至人類本身，皆觸目可見。對這種行之有年的「優生」作法，我們早已習以為常，不覺其怪。

容我冒昧，查理王子，殿下在1998年說過一句名言：「基因改造使人類進入上帝專屬的領域」。其實我們的祖先老早就已經踏入這個領域，幾乎所有人類的食物都不能算是「自然」的。

　　　　　——諾貝爾生理醫學獎得主華生，評述英國王儲反對基改

有機店販售誘變種

在1920年代，科學家證實X光、鐳、加馬射線、快速中子、熱中子等，均可促成植物突變。1920和1930年代，廣受歡迎的「Rio Star葡萄柚」就是美國德州科學家漢茲（Richard Hensz），實驗了幾年X光輻射「Rio Red 葡萄柚」而得，新葡萄柚比較耐寒（1983年寒流凍死許多其他品種）；這些新種放在有機店販售，其實，來自誘發突變，不知至少千百基因受到擾動，也從沒測試過過敏性或產生新蛋白質等（就如基改食品需經的測試）。

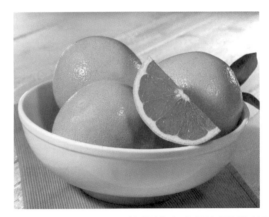

圖1-65　美國 Rio Star葡萄柚來自輻射誘變基因

　　秋水仙鹼（colchicine）是一種生物鹼植物激素，也當殺蟲劑，在1950年代，使用秋水仙鹼，結合裸麥和硬粒小麥而創造出新作物小黑麥，大受歡迎而廣泛種植於世界各地，且在「自然食品店」出售（其實裸麥和小麥不能自然雜交）。

　　荷蘭突變育種學家哈坦（A. M. Harten）說：「育種者常常不在乎突變種是經由天然或人為誘發的，部分原因是育種者知道民眾認為『生物技術』會導致風險（不管是真實或虛擬的），因此，育種者就不提其產品是基因突變過的，以避免民眾產生負面感覺。」所有經由照射或化學處理的突變作物沒有一種標示「突變育種」，甚至許多還宣稱是「自然食品」（就如上述的小黑麥）。有些還是有機食品店的典範代表。

大自然的實驗室

　　大自然早已發現插入DNA片段的方式，例如：冠癭病會讓植物莖部長出醜八怪般的腫瘤（蟲癭），這是由常見的土壤細菌「根癌農桿菌」引起的，這種細菌會感染植物被草食性昆蟲咬傷的部位，細菌先建立管道，再將自身遺傳物質包裹送入植物內。

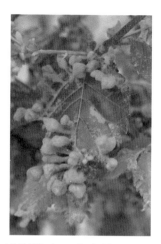

圖1-66　桃樹葉癭：大自然的基因改造例子

這個包裹內含特殊質體的DNA片段，此片段在蛋白質保護膜包裝後，經由管道送出，然後像病毒DNA般，結合宿主的DNA，但寄宿後不大量複製，而是製造植物生長激素和當作細菌養分的特化蛋白質。因此，入侵的細菌DNA在每一次細胞分裂時，都和宿主細胞的DNA一起複製，製造更多細菌養分和植物生長激素。

自然界的轉殖違反基改規範

對於受侵入的植物來說，瘋狂生長的結果就是長出腫瘤般的蟲癭；而對於細菌來說，蟲癭成為細菌養料工廠。可以說，根癌農桿菌深諳剝削技術。所以就有科學家「抱怨」了：自然界的根癌農桿菌已經違反美國基因改造規範！因為它們公然在植物上，而非在「P4（第四級）防護設施」中，將DNA從一物種轉移到另一物種身上。

這個自然界實際發生的案例，可讓人反思：為何基改程序的人為引入新基因，就是不自然的，因此是不道德的？一些教會團體主張，自然發生的生物為神的禮物，是人類的共通財產，不能修改；試圖改變生物體的任

何科學家是在扮演上帝。所以這些教會反對任何形式的基改生物，因為不自然。

自然的基改為何就不當一回事？近代的基改科技歷經驗證卻仍遭受桎梏。

「扮演上帝嗎？」

似乎一出現新科技，就有人抬出此「扮演上帝嗎？」的口號抗議，也責難基改科學家侵犯自然界的運作、不自然、不道德。在美國有名的反對基因改造的領袖是瑞夫金，許多科學家認為他是個自吹自擂的科學大外行，他在1977出書《誰可扮演上帝？》。許多人也以此觀點反對基改。

2015年2月7日，《經濟學人》社論提到，「扮演上帝」就是醫藥的目的，為了人們福祉，剖腹生產或治療癌症即為干預自然事件的過程，不能因有人認為「不自然」而不做。以前有人曾指責器官移植或輸血「不自然」，但其實救助很多人生命，功德無量。

新科技引發抗爭

1984年，台灣首開先例，展開全世界最大規模的B型肝炎疫苗預防注射。到1986年，擴及所有新生兒、幼兒、學齡兒童等；但反對聲浪掀天（「全世界都沒有人這樣做，為什麼我們要先做？是不是研究者想出名、想牟利？」；「歐美國家的新生兒不用打預防針，為什麼台灣新生兒要當白老鼠？」），質疑的聲浪排山倒海。後來，台灣經驗成為全球B肝防治的典範；2002年，聯合國統計，已有128個國家起而效尤（全面注射B肝疫苗）。

2008年，台灣有機產業促進協會理事長為文呼籲，食物選擇權屬天賦人權，也是神聖不可侵犯；接著說，基改業者收買自大生物科技公司人員或政客，自認為自己就是上帝，可以幫別人做決定。但該理事長忘了，如

果選擇權那般神聖，爲何世界飢民連果腹也沒有，遑論選擇？既然選擇權極端神聖，爲何被罵是扮演上帝？

人道主義者的呼籲

　　諾貝爾和平獎得主與綠色革命之父布勞格（Norman Borlaug，植物病理學和遺傳學博士），曾培育出二十多種矮稈高產抗病小麥品種，後在亞非推廣綠色革命。2008年，布勞格指出，基改生物並不危險，因數千年來我們一直基因改造生物，遠在稱爲基改科技之前，人們已經挑選最佳品種。

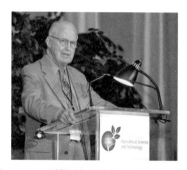

圖1-67　呼籲接受基改的諾貝爾獎得主布勞格

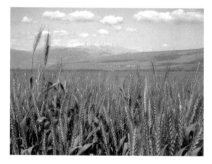

圖1-68　小麥與其他穀物等的革新導致綠色革命

　　2000年，他曾在《植物生理學》爲文〈終結世界飢荒：生技的希望、反科學狂熱的威脅〉指出，基改作物和今天的傳統育種小麥一樣天然、安全。農業科學家的道德責任是，挺身駁斥反科學，並警告決策者，若無此新技術，全球糧食不足問題不會消失，而若忽略此事實，世界糧食不足問題將使未來的解決方案更難實現。稻米是穀類中唯一對鏽病免疫的，若其免疫基因能轉殖到小麥、大麥、燕麥、玉米、小米等，全球就可免於鏽病的災害。

為何不提早20年？

　　半世紀前，科學家們尋找含有較多離氨酸和色氨酸（兩種必需氨基酸）的玉米粒。三十六年前，美國普渡大學科學家發現，南美安第斯高原玉米含有更多離氨酸和色氨酸的基因。但遭遇當時常見的育種難題（很優良的特質竟與不良的密切關連）：此種玉米產量較低（少15%～20%）。國際玉米和小麥改良中心（在墨西哥城）的科學家，利用傳統育種方法，慢慢積累修飾基因。若當時已有基改技術可用，就不需35年，而可提早20年；這是新科學的功力。

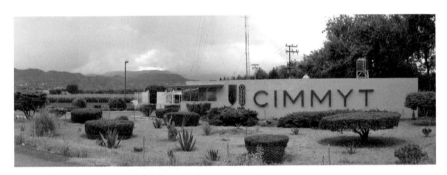

圖1-69　國際玉米與小麥改良中心

　　幾十年來的環保運動，促成立法改善環境、減少生物多樣性的損失。諷刺的是，反基改極端分子的主張，對環境和文明產生嚴重的後果。1961年，世界平均穀物產量每公頃1531公斤，若科技沒進步，1999年穀物產量（總量20.6億公噸），比1961年增加的產量，就需額外8.5億公頃同質的土地生產。明顯地，地球沒有這麼多額外的耕地。即使找出這些額外耕地，使用低科技將導致土壤侵蝕、森林與草原和野生動物的損失。儘管如此，反基改狂熱分子繼續發動宣傳和破壞活動。

第二章　科學檢驗確認安全

2008年，台灣有機產業促進協會理事長為文，說基改作物不可以供人類食用，這在先進國家是人盡皆知的事；在台灣卻沒人聞問。

2012年10月，某網站刊登「台灣餐桌上的黃豆，有90%是美國豬隻吃的基改豆？國人吃的黃豆大多是基改飼料級的」。之前，媒體報導民眾疑問「我早上喝了基改黃豆豆漿，不久後拉肚子，是不是基改黃豆惹的禍？」

不滿基改的根本原因是害怕基改不利健康。在90年代中期，當第一個基改作物進入市場時，遭受綠色和平組織、山巒協會（Sierra Club）、美國名嘴納德（Ralph Nader）、英國查爾斯王子、一些名廚等，著名人物或組織的反對。

反對者常說基改食品「未經測試」與「不安全」、研究均為業界資助的（亦即，研究結果不會公正）、缺乏長期證據；政府審查委員只看業界自以為是的文件。這些說辭廣為流傳，許多民眾也信以為真，自己擔心外，更譴責政府欠把關、或業界橫行施虐。但實情呢？

深具公信力的聲明

其實，先進國家嚴格檢測基改，例如，美國環保署評估基改作物對人或環境風險，包括(1)鑑定新遺傳物質和所有新蛋白質；(2)檢驗所有新蛋白質對哺乳動物的毒理性；(3)比較新蛋白質和已知毒物與過敏原；(4)對鳥類、蚯蚓、蜜蜂、瓢蟲、草蜻蛉等的毒理試驗；(5)與目標害蟲相關昆蟲的毒理試驗；(6)新蛋白質在環境中分解所需的時間。

反基改者提得出更佳證據嗎？

全球諸多傑出科學家，在植物病理、毒理、生態、基因工程、農業經濟等各領域，努力研究與一再精進。他們成為國家科學院成員、受聘為國家的基改安全審查委員。他們的聲明證據充分，反基改者提得出更可信任的科學證據嗎？

例如，世界衛生組織網站聲明：「目前在國際市場的基改食品已通過風險評估，對人體健康不大可能呈現風險；在已經核准的國家，民眾食用多年，並無健康疑慮。」

1987年，美國國家科學院發表科學白皮書《釋放重組DNA生物到環境中》，其三個主要結論是：(1)沒有證據顯示「基改技術或不相關生物間的基因移動」，就會產生獨特的風險；(2)「基改DNA生物、未基改生物、其他方式改造的生物」三類的風險均相同；(3)評估基改生物的風險，目標應是該生物的本質與導入的環境，而非其是否來自基改。

傳統育種通常涉及性狀的轉移，受一些互動的基因控制，但不知是哪些基因或基因產物；因此，傳統育種產生的植物可能具有無法預期的性質。

—— 美國國家研究委員會，2000年

《基改抗害蟲與雜草的作物：科技與管制》

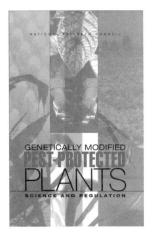

圖2-1 美國國家研究委員會報告《基改抗害蟲與雜草的作物》

沒有證據證明基改有害

2002年，世界糧食計劃署、世界衛生組織、聯合國糧農組織，聯合發表關於生物技術的聲明，指出科學證據顯示，目前市場上的基改食品對人體沒有任何已知的傷害。同年，歐洲委員會也發表公開聲明，同樣認為沒有證據證明基改玉米有害。

2004年，美國國家科學院聲明：「至今，並無可歸因於基因工程的有害人類健康效應。」

評估目標是生物的本質與導入的環境

2012年，美國醫學學會公布其對基改作物與食物的立場：(1)支持美國國家科學院1987年科學白皮書《釋放重組DNA生物到環境中》的三個主要結論：沒有證據顯示「基改技術或不相關生物間的基因移動」，就會產生獨特的風險；「基改DNA生物、未基改生物、其他方式改造的生物」三類的風險均相同；評估基改生物的風險，目標應是該生物的本質與

導入的環境，而非其是否來自基改。

(2)支持基改食品上市前、強制性的系統性安全評估，並鼓勵：開發和驗證對於意想不到效果的檢測和評估技術；以實質等同評估原則，繼續偵測基改食品的營養或毒物是否有相當的改變；盡量不用抗生素抗性標誌。(3)基改食品有許多潛在的福祉，不支持暫停種植基改作物的計畫；應鼓勵繼續研發食品生技。

反對者悲觀預測與誇大風險

二十多年來，相較於傳統食物，並無動物或人遭受基改食品傷害，反對者主要是悲觀預測與誇大風險。該歐盟報告執筆者之一為比利時根特（Ghent）大學的蒙塔古（Marc Van Montagu，曾任我國科技顧問）教授，他指出：「一些人認為預警原則，意指不管福祉多大，只要有風險就不行，這就給歐洲人拒絕基改生物的明確哲學基礎，結果，歐盟官員對此情緒性抗爭，弄得不知所措。」

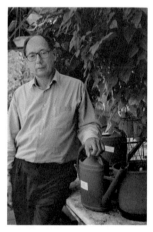

圖2-2　比利時根特大學生技專家蒙塔古教授

基因體不是靜態的，而是動態結構，持續地調整其基因組合，因此，對於基因科學家，比起傳統雜交育種引發的基因體變化，基因剪接產生基改生物只是簡單動作。此分子生物工具只是增加物種馴化時需要的精確、速度、達成，因此，分子生物學家看到民眾對此科學觀念「不買帳」，非常驚訝，一些歐洲團體甚至以宗教狂熱反對基改。

—— 蒙塔古

自從1982年，歐盟已投資超過3億歐元，研究基改生物的安全性。2010年，歐盟發表的報告《歐盟資助基改生物研究十年2001—2010》，2億歐元資助50個研究環境與人畜安全的計畫，而為長達25年計畫的一部分。探討項目包括檢測食品與飼料中基改成分的工具與方法；發展新評估基改健康效應的方法；改進作物抵抗黴菌、病毒、線蟲等；改進作物利用氮的效率；管理基因流；評估基改生物對生物多樣性的效應。

生長環境的影響遠比基改更大

歐盟研究、創新與科學執委喬戈根-昆恩（Máire Geoghegan-Quinn）說：「這些計畫發現，基改生物可減少營養不良（尤其在開發中國家）、增產、助益適應氣候變遷。」該研究結論是：「超過130多個研究計畫、涵蓋超過25年的研究、涉及五百多個獨立的研究小組，所得的主要結論是，生物技術（特別是基改生物）本身，並不比傳統的植物育種技術更具風險。」

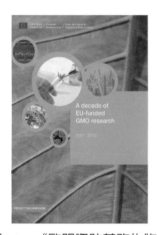

圖2-3　《歐盟資助基改生物研
　　　　究十年2001—2010》

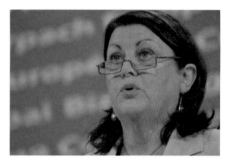

圖2-4　歐盟研究、創新與科學執委
　　　　喬戈根-昆恩

　　反基改者說，基改生物不是自然界原有的品種，對於地球生態是外來生物，其種植會導致外來品種的基因傳播到傳統生物中，導致其基因汙染；其實，並無證據支持。對於作物的蛋白質與代謝物，其生長環境（水、土、位置……）的影響遠比是否基改更大。

　　2008年，英國皇家醫學會發表評論指出，十五年來，基改食品已經在全世界有千百萬人食用過，並無負面效應的報導。2013年，英國釋放到環境指導委員會發表報告指出，我們對基因體的了解並不支持程序的管制（而是管制產品）。傳統育種也是基因改造技術。

歐洲科學院的觀點

　　2013年，歐洲科學院科學指導委員會推出報告《種植未來：使用作物基因改良科技的機會與挑戰》，一再批判民眾與歐盟法規的歧視基改。

　　在歐洲，許多非政府組織形成聯盟，串連國際活躍份子的宣傳，大力反對基改。許多非洲國家受到歐盟影響而不敢採用基改，歐盟消費者組織

對發展中國家施壓,不要引進基改;歐洲懷疑基改者提出誇張的風險,誤導非洲的決策。歐盟使用技術與其他援助,說服非洲政府過度地採用預警原則,以管制基改。

一些總部在歐洲的國際非政府組織(甚至部分地受歐盟資助),鼓勵非洲反基改。非洲國家擔心歐盟的反基改情緒[1],妨礙出口基改產品到歐盟市場。即使歐盟願意接受基改,卻必須標示,但其他市場不需標示,弄得成本更高,而且增加處理的紊亂。

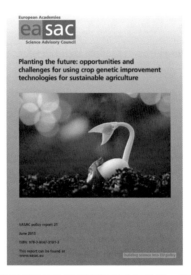

圖2-5 歐洲科學院科學指導委員會報告《種植未來》

---

1 《販賣恐懼:脫軌的風險判斷》書中提到,歐洲人的抽菸習慣與對基改食品的厭惡,也存在矛盾,一個不加思索就叼根菸者,怎麼決定上街頭抗爭風險遠遠低於菸害的基改食品?

基改作物是史上最受廣泛測試的

最近，瑞士國家科學基金會在評審超過2千篇研究後，確認基改科技並沒增加健康或環境風險。美國科學促進會指出，基改食物是史上最廣泛測試的食物項目，基改作物與其非基改對等作物同樣地營養。

基改的福祉甚多，例如，基改抗蟲棉花與玉米，導致美國與中國，主要害蟲的大幅減少；噴灑更少殺蟲劑，導致自然界天敵增多；若缺少基改作物，世界糧食價格將上漲10～30%。歐洲鼓吹減少使用化學品保護作物，但又要抵禦害蟲與疾病，基改就是選項。歐洲是全球農產品的最大進口者，增加諸多碳足跡，導致全球暖化。

歐洲拒絕基改作物的代價：目前歐盟的法規，增加歐洲研發新作物時間與成本，平均直接成本是每品種四年、七百萬歐元。在2011年，在歐盟的田間實驗數目，是1991年有紀錄以來，最少的一年。歐盟批核進口基改作物的食物，但不批核自己種植這些作物。在美國，每年約有500～1000件田間實驗申請案，自1990年起，已有96件核准上市。

禁令無科學根據，均為政治

相對地，在歐洲，歐盟僅已批准種植兩種基改作物，一是基改蘇力菌抗蟲玉米，能抵抗甚具威力的害蟲「歐洲玉米螟」，二是只包含支鏈澱粉的馬鈴薯（適用於造紙等工業，但後來因抗爭聲勢而撤走不種植）；意即，歐盟其實只種植一種基改作物。8個歐盟成員國（法國、德國、波蘭、意大利、盧森堡、奧地利、匈牙利、希臘）禁止種植抗蟲玉米，理由是環境顧慮（國民反對聲浪大），但在2012年，歐洲食品安全署認定8國禁令無科學根據，均為政治禁令，與歐盟中央政府的科學意見相左。

2012年，在歐盟，九成的基改種植在西班牙；雖然全球基改種植地，只有0.1%在歐盟，但歐盟的動物蛋白質飼料，超過七成為進口基改產

品。但成品的批核仍很慢，2011年中，歐盟已經批核39種基改產品，成為人的食品和動物飼料，但有72種還在排隊等候批核。

歐洲聯合基改食品作物安全評估（ENTRANSFOOD）計畫，於2000年到2003年間，由荷蘭食物安全研究所契博（Harry Kuiper）負責協調13國65位參與者，經費超過一千萬歐元。該計畫分5個工作小組：基改食品安全測試、偵測不想要的效應、基因轉移、可追蹤性與品管、社會層面。

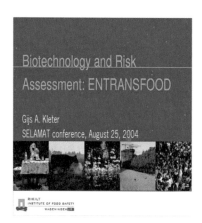

圖2-6　歐洲聯合基改食品作物安全評估計畫

比較各方案的成本效益

歐盟工作小組指出，檢驗基改食品安全性的一個標準是「和傳統食物相比」，因為傳統食物多年來已有無數人食用的經驗，這就是「實質等同」（substantial equivalence）的觀念，不論目前或以後更複雜的基因改造，均可適用。

雖然證據漸增，歐盟管制基改作物的「田間實驗、商業應用」，仍比管制傳統作物嚴格；核准程序仍緩慢與無效率；這些實在應該根據科學證據而與時俱進，歐洲科學院科學指導委員會也是這樣建議（雖然歐盟仍對

基改懷有敵意）；管制應根據產品而非其生產技術，宏觀成本效益而非只是風險。

採用預警原則時要注意，該原則的合理解讀，需要比較新科技與其他方案（包括不採用新科技）的成本效益。目前，歐盟的批核系統太昂貴、曠日費時、焦注在產出技術而非最後產物，因此，扼殺創新。

政客總可找到法規漏洞封殺基改

即使有了適宜的指導方針，歐盟會員國政客還是可找到法規漏洞封殺基改，例如，引用指令中的保障條款：推說「基改對人與環境具有風險」為「合理的理由」。歐洲科學院科學指導委員會提議需要徹底改革基改法規，目標是管制產品而非技術、風險與福祉而非只是風險。

在批核與上市方面，拖延與不可預測的基改管制，正在傷害歐洲的公共與私有研發，不但沒有出口高階種子與新農業科技，歐盟實際上出口高階研究員。很不幸地，歐盟法規讓成本高到只有跨國大公司能夠負擔。

需要改變的障礙是民眾對基改的負面心態，根據未來共享的價值助益於公眾對話。

英國政府科技諮詢委員會的報告

2014年，應英國首相卡梅倫的要求，英國政府首席科學顧問華爾波特爵士（Mark Walport），領導英國政府科技諮詢委員會團隊，評估基改技術的風險和益處，根據的是兩份報告：英國劍橋大學植物遺傳學家與皇家學會院士包孔博（David Baulcombe）爵士，領導團隊完成的報告《最新基改科學》、歐洲科學院科學指導委員會（歐盟會員國的科學院組成）發表的《種植未來》。

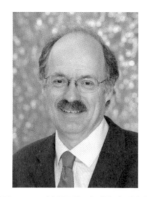
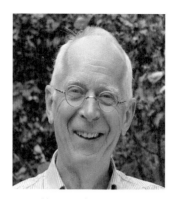

圖2-7　英國政府首席科學　　　　圖2-8　英國皇家學會院士包孔博
　　　　顧問華爾波特爵士

　　科技諮詢委員會認同英國皇家學會2009年的報告：無令人信服的證據顯示基改作物比傳統作物更具風險，無論對人類或其他動物或環境均是。英國政府應大力支持，並推動歐盟放鬆種植的限制。

　　報告指出，基改科技(1)協助農民經營耕作，包括減少害蟲侵襲成本、更耐寒暑；(2)增加作物營養價值；(3)協助產出疫苗藥物、可生物降解塑膠等。

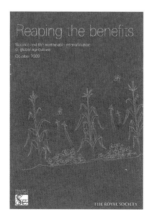

圖2-9　英國皇家學會2009年報告《收割福祉》

反基改者不理證據、散播恐慌

但反基改者與其灌輸的一般媒體,卻只知傳播基改風險,不提公權力與公信力的科學證據,又懷疑基改背後的利益或勾結;難怪民眾恐慌與驅逐基改。

在西方世界提「缺乏糧食」,就少人聽得進,因超市堆滿食品,大部分消費者不解生產與配送食物的挑戰,因此,生產者與經銷商需要站出來陳述其「粒粒皆辛苦」。基改科技是中性的,本質上無關安全或危險,需分開考慮各式基改作物、目的。政府管制單位需說明其管制各式食品(與技術)的成本效益。

反基改者一直宣稱基改作物有害,因其DNA可能包含意料不到的變化。但是,自從開始管制以來,廣泛的研究顯示,並不會這樣。事實上,植物育種的目的在產生基因變化、挑選想要的特性,因此,產生新種的過程中,會產生不想要的,而遭丟棄。諸如DNA定點插入、定點誘變[2]等新技術有助於操作的精確與效力。基因定序研究顯示,植物基因體極度可塑;因為相同物種的個體與任何單一個體內,基因體與表觀基因體(epigenome)之間這般高度自然可塑與變遷,若專注在基因體之間的差異,並不切實際。

癥結:歐盟民眾認為基改不自然

2001年,法國國家農學研究所根據兩年前,在法國、德國、義大利、西班牙、英國等探訪民意後,發表〈民眾的基改生物觀〉指出,(1)支持者要宣揚基改福祉,反對者就說那些福祉不可能實現、或只有大公司拿到

---

2 1990年代,路易斯安那州立大學稻米研究中心,利用誘變育種法,培育出耐某除草劑的稻米品種Clearfield,施用該除草劑就可除草而不傷稻。

福祉；(2)兩陣營在不同時間，抱怨媒體沒表達其觀點。

2000年，「歐盟民調」（Eurobarometer）發現，半數民眾認為基改蕃茄含有基因，普通蕃茄不含基因；則這樣「水準」的民意可當政策的依據嗎？

另外，歐盟民眾認為基改生物不自然，科學家產生自然界不存在的生物（扮演神的角色），不知其長期後果，但有機業者則尊重自然。有趣的是，民眾只有在新產品提供直接個人福祉時，才會接受，例如，接受醫藥基改產品，但不接受農業基改產品。歐盟民眾曾經歷一連串食品恐慌，結果變得太敏感，把基改生物視同狂牛症。他們對官僚不滿，認為人易於犯錯，歐盟的決策過程不透明。

歐盟民眾質疑，若農業生技志在餵飽第三世界，為何在歐洲研究、做田間實驗？另外，滿是食物的歐洲，還要美國基改食品？拯救第三世界，最好經由公共資助機構，而非私人公司。民眾的認知是，到處皆風險，但生技專家說基改無風險，因此就不信任生技專家。民眾覺得沒被告知如何決策、沒受邀參與決策，因此質疑在管制與管理過程中，風險與業者經濟利益大於健康與環境顧慮。

我國衛福部的說明

目前在國際市場上販售的基改食品都已經通過風險評估，因此不大可能對人類健康帶來風險。何況，在通過許可的國家，消費者已經食用多年，還沒有發生食品安全問題。食品安全的風險評估，未來應該繼續照著聯合國食品法典委員會（Codex）制定的原則來做，上市後進行市場監測，也是安全評估的一環。

基改食品為何含「耐抗生素」基因？

在基改過程中，耐抗生素基因是用來識別能否成功轉移的基因。有人擔心這些基因會從基改食品轉移至人類腸臟的細菌，使這些細菌產生耐抗生素的能力。事實上，這個可能性很低，因為要有很多複雜及不大可能發生的事件連續發生，才會造成該基因轉移。

不過，現行的做法是採用其他方法而避免採用耐抗生素基因作為標示基因。世界衛生組織和聯合國糧食及農業組織亦勸諭業界不要使用醫療常用的抗生素作為標示基因。

基改作物可讓昆蟲毒死，影響人健康？

大部分的農作物，不論是穀類、蔬菜或是水果，在種植過程都會有蟲害問題，所以要噴灑殺蟲藥，以避免受到昆蟲的侵食而影響收成，或影響外觀賣相，而造成損失。但殺蟲劑之使用常會有農藥殘留的問題。

在60多年前人類便已知道有一種微生物稱為「蘇力菌」，與田野間的玉米根蟲及歐洲玉米螟等接觸後，會造成昆蟲死亡，但蘇力菌對人類不具有毒性，所以被用來作為「生物農藥」。過去六十多年已被農業及一般家庭廣泛利用，目前的有機農業，仍然使用蘇力菌作為天然的殺蟲劑。

科學家找出蘇力菌使昆蟲致命之因，因含某蛋白質結晶物，會造成一些昆蟲死亡。然而此蛋白質只對特定的昆蟲具有毒性，對鳥類、爬蟲類及哺乳類完全無害，所以不傷人。找出蘇力菌製造抗蟲蛋白質的遺傳基因，轉殖到玉米等作物中，使這些作物能製造抗蟲蛋白質而自保。

基改食品中的「基因」成分會轉給人？

食物中含有很多基因與其製造的蛋白質，在體內消化。人的消化系統中，有很多種分解酵素，食物中的基因片段與蛋白質成分，在通過消化道

時，都會被快速分解破壞，不會殘留，更不會轉移到生殖細胞而影響到下一代。

所有的基因改造作物，其殖入的外來基因，必須來自對人類無害的生物體，例如蘇力菌，轉殖基因常用的農桿菌，都是在自然界中對人類無害的微生物，如同人類經常利用的酵母菌及乳酸菌，都是安全的。研發新的基改作物時，轉殖基因與其表現的蛋白質，必須經過嚴謹的安全性評估，包含食用安全歷史、熱加工安定性、消化耐受性試驗、表現蛋白質的口服急毒性試驗、胺基酸序列比對等，涵蓋各種毒理學及過敏性評估。須經生產國及進口國專家審查許可，才能生產及貿易流通。

吃基改食品會不會引起過敏？

許多傳統食物中均含有過敏原，包括花生、堅果、牛奶、雞蛋、魚、甲殼類、小麥等。根據研究指出，在數千種食物原料中，大約有200種蛋白質，已被確定是食物過敏原。

當一種新的基因改造作物被研發出來時，對殖入的基因及表現之蛋白質，必須進行完整的安全性評估，包含消化耐受性試驗、表現蛋白質之口服急毒性試驗、胺基酸序列比對，如有必要，還會進行過敏血清試驗，這已涵蓋各種毒理學及過敏性評估。作為食品用途之基改作物，都必須經過上述完整之試驗分析步驟，以確認對人類不具任何致過敏之疑慮。所以，經嚴謹安全性評估的基改食品，與傳統食物是同樣安全的。

「相反地」，可用基改去除可能造成過敏的相關基因表現，減少食物中的蛋白質成分造成過敏的可能性，如紐西蘭研究團隊利用基改，已開發出低過敏牛奶。

基改食品和傳統食品不同嗎？

基改作物與食品是利用現代生物技術，將其他生物的一小段基因，轉殖進去，以產生抗蟲或耐除草劑等功能，但原有的外觀、基本組成、關鍵成分及加工利用性等，並無改變。

基改作物上市前，須經嚴謹食品安全評估，包含組成分分析如各項胺基酸、脂肪酸、醣類、類黃酮、抗營養成分等，確認其各項組成分與傳統非基改作物並無顯著差異。而且還須進行動物餵食（毒理學）試驗與過敏誘發性評估，證實其食用安全無虞。所以，市面上流通之基改食品，和其對照之傳統非基改食品，二者之間並無差異。

以同項食品而言，傳統食品並不需要進行食品安全評估才可販售，但基改食品則須經層層把關，確認安全無虞，才會被核准上市販售。所以相較於傳統食品，更可確定基改食品的安全性。

各先進國評審者多傑出科學家（非橡皮圖章）

反基改者認為基改食品的安全性，只來自基改公司報告，其實諸如美國醫學學會、美國食品和藥物管理局，與一些其他國家的同等單位，不論是否為審查委員，全球多少學者專家，均為各自領域傑出實驗者，批評他們隨便認同業界意見，實在太外行、侮辱人。

自頭一個基改作物番茄於1994年上市以來，人類已享用超過上千億頓的各種基改食品大餐，也沒有引起過任何一種人類疾病。這是可想而知的結果，因為人類之前食用的各種穀類、蔬果與動物，早就都是天然的基改產品，好比三倍體的小麥、無子的香蕉等；基因在不同物種間的平行轉移也是常態，而非特例。再者，人體消化系統根本不會區分食物中有待消化的DNA、蛋白質與其他生物分子來自何處，而一視同仁予以分解。

某聯盟說，對於基改食品的安全性，食藥署應積極捍衛人民飲食安

全、公民參與政策制訂，其實只是不解而害怕基改、要主導政策反對基改。台灣進口基改食品已經十多年，相較於非基改食品，從無一例顯示其導致傷亡，但該聯盟就是無理性地害怕。

非戰之罪：基改番茄興亡史

番茄原產於南美，16世紀引進歐洲，番茄植物的莖葉和綠色未成熟果實，含有少量的有毒生物鹼「番茄素」和茄鹼，但含量通常偏少，除非大量攝食。番茄植物遭蟲咬後，產生植物肽激素系統素（受傷傳導訊息），它啟動諸如生產蛋白酶抑製劑（減緩昆蟲的生長）防禦機制。

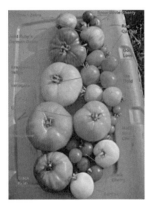

圖2-10　全球各式番茄反映基因變化

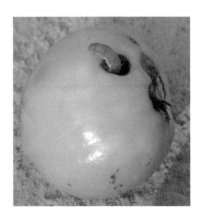

圖2-11　番茄夜蛾蟲害

今天的番茄進行多年改造，其葉中已無毒素。番茄內含酸性物質，容易罐裝保存。番茄內含抗氧化物番茄紅素，若烹煮後會釋出更多。

印度遺傳學家薩姆（Suman Sahai）指出，基改食品的爭議是「食物不虞匱乏社會」特有的現象；在印度，丘陵地區的水果，高達六成在送達市場前已經腐爛，應可用讓水果延後成熟的技術來相救。

美國基改番茄

1994年5月21日，美國卡爾京（Calgene）公司開始在美國加州推出「佳味」（Flavr Savr）番茄，這是世界上首度獲准上市的基改作物。因番茄成熟時，其聚半乳糖醛基因啓動「聚半乳糖醛酵素」，分解果肉中的果膠，讓果實軟化（因此，難以長期儲藏或運輸）。所以，商業上，在番茄綠熟時就採收、儲運，直到目的後才催熟販賣。

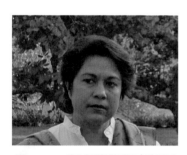

圖2-12　印度遺傳學家薩姆

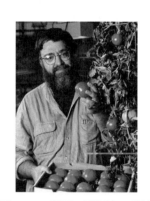

圖2-13　基改「佳味」番茄

卡爾京以反義（antisense）技術[3]抑制聚半乳糖醛酵素的合成，延緩番茄的熟化。作法是，將聚半乳糖醛酵素活性降低九成多，則可等果實的成熟度較高時，才採收。此時果實的品質較佳，而且質地較堅實，可減少採收、運輸、加工處理過程中碰傷變質。

3　基因在雙螺旋DNA上，其產生蛋白質的鍊為「正義鍊」，互補的另一鍊為「反義鍊」；若將基因反向接到啓動子後，轉殖到細胞內，則細胞以反義鍊為模板，合成反義RNA；細胞內反義RNA與正義RNA並存時，兩者序列互補，形成雙股RNA，最終為細胞內的核糖核酸酶分解，使得該基因無RNA可轉譯，效果就是抑制基因的表現。

　　另外，乙烯是一種植物所產生的微量氣體，能調節果實成熟；基改番茄不能自行製造乙烯，而由人工施加乙烯，則可有效的調節番茄成熟期；作法是，將反義基因導入番茄植物細胞內，阻礙製造乙烯的基因功能，讓它不能生產乙烯。

　　番茄上市後銷售情況熱烈，但儘管需求量高，供應的貨源卻極其有限，因該公司缺乏種植與配送能力，結果，在產品問世後不到兩年，就從超市消失了。

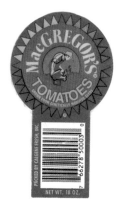

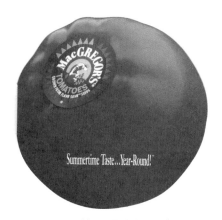

圖2-14　佳味番茄的標示　　　圖2-15　佳味番茄：「全年品嚐夏天滋味」

英國基改番茄

　　1996年，英國阿斯利康（Zeneca）公司生產番茄醬，來自英國皇家學會院士葛立森（Don Grierson）研發的基改番茄（在美國種植，因歐盟與英國不准種植基改作物），所用的技術類似美國卡爾京公司，但使用「縮短無作用基因」，比傳統番茄醬便宜兩成，其銷量還曾超過傳統育種的番茄醬，明確標示為基改，但1998年秋天開始滯銷。

　　1999年，英國下議院出版報告《科學顧問系統：基改食品》（Scientific Advisory System: Genetically Modified Foods），指出此滯銷與消費者對基改的認知有關，背後因素包括反基改遊說活動、媒體注意力、標示為基改食品[4]；例如，媒體報導的方式，嚴重受制於英國普茲泰事件（他宣稱老鼠餵食基改馬鈴薯後而中毒，但其實不然而媒體不察），導致相當的基改恐慌與反基改風潮。

　　葛立森說，英國阿斯利康公司已經體悟行銷基改食品之道。阿斯利康和卡爾京之間有些專利（誰得「後熟」專利）之爭。

　　我曾參訪卡爾京幾次，也在會議中遇過其科學家，他們首度發表的文章引用我們的9次。卡爾京說要讓番茄留在枝上久一點，就可獲得更好的風味、口感、香氣，值得稱為「佳味」；它不會變得糊糊的、軟塌塌的……但它從市場消失了。還是我們的作法（要經加工而非新鮮販售）正確。

　　　　　　　　　　　　── 葛立森，英國基改番茄開山祖師，1998年

　　不幸地，阿斯利康也步卡爾京後塵，上市後3年而煙消雲散。

4　世界上首度獲准上市的基改「佳味」番茄，自行標示，但美國食品藥物管理局聲明，其實不用標示為基改，因為它們與非基改番茄具有相同的特性，明確地說，並無健康風險的證據，營養價值不變。

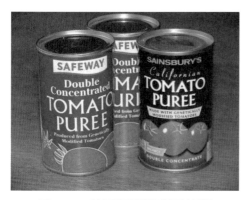

圖2-16　英國阿斯利康番茄醬

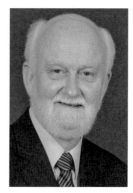

圖2-17　英國皇家學會院士與基改專家葛立森

害怕擾動基因

2014年，K學者為文〈基改黃金米，人道還是樣板？〉，表示「傳統育種是比較不精確的基因改造，沒有育種學教授會同意這種說法」。基改科技不精確，基因插入的位置是機率決定，此不精確性，就是學者質疑基改食品安全性的重大理由。

2001年，曾參與「佳味」基改番茄的科學家瑪蒂瑙（Belinda Martineau，出書《番茄一號》回顧歷史）說：「基因工程存在許多不精確，其中相當多來自我們對遺傳學和基因體學的不完整知識。」她擔心外來的DNA如何插入番茄。

美國《欺騙的種子》作者史密斯（Jeffrey Smith）說：當基因插入隨機DNA中，其位置可影響其功能、天然基因的功能。在插入點附近，「插入突變」會弄亂、刪除、移動遺傳密碼。

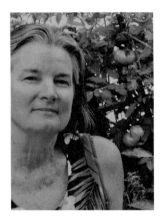

圖2-18　基改番茄科學家瑪蒂瑙

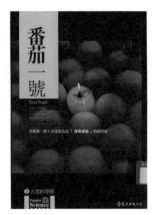

圖2-19　《番茄一號》追憶往事

在腸道後迅速被分解

其實，大多數的方法可能引入額外的DNA進入寄主植物，這些DNA可能是具有抗生素抗性的基因，或攜帶目標基因的載體；具有抗生素抗性的基因來自大腸桿菌（腸道和環境中常見，用於選擇轉形菌），其強度遠弱於現在存在於大多數人的其他具抗生素抗性基因，而且不會對我們的身體造成任何傷害，因在進入我們腸道後迅速被分解。大部分上市基改產品，使用特殊的轉形方法，不攜帶具有抗生素抗性的基因。

把關嚴謹的是，在研發過程均經嚴格測試。後來為避免疑慮，已逐漸淘汰使用具有抗生素抗性基因作為篩選標記，例如，以磷甘露糖異構酶基因作為篩選標記，因只有轉殖株能夠存活於不含糖只含甘露糖的培養基中。

科技精進與篩選

2014年，英國政府科技諮詢委員會發布報告指出，第一代基改作物的新基因的加入位置，有些隨機，因此，需要測試而選擇穩定的表現者；近年來，優異的技術能將基因轉殖到特定位置，讓表現更具一致性；這些技術也能抑制作物中有害的基因表現、插入多基因到單一位置上。

基因插入的位置不一定適合，但可重複實驗直到適當結果。比起傳統育種的基因大混合，基改科學家知道使用的基因資訊，諸如是否導致過敏，但傳統育種者毫無所悉。

生技公司科學家已經善於控制將DNA插入植物基因體中，在提交管制機構核准前，他們已經做了很多實驗、呈現各種有根據的資料。雖然外源基因插入作物染色體位置為隨機，但執行外源基因插入作物染色體DNA有其一定位置，例如，最佳插入位置為重複序列區域且為單拷貝基因，且不可插入跳躍子、開放編碼框架、啟動子，則轉殖植物將有較佳遺傳穩定性、避免改變優良品種性狀、較易評估相關法規規範。

善用儀器之助

過程中，製作數千個品項，經過基因型鑑定、外表型鑑定，選出完整的插入基因，插在適當的位置上，其毗鄰序列清楚。確認外源基因插入位置的儀器，包括共軛焦顯微鏡、即時聚合酵素連鎖反應儀、自動定序儀等。

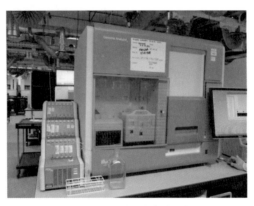

圖2-20　自動定序儀

　　確定品項後，在溫室中大量繁殖並取樣檢測，植物成分分析項目包括DNA分析、蛋白質分析、基因表達分析等。植物基因組中，目標DNA的插入必須非常清楚，才能通過基改生物安全評估。雖然外源DNA隨機地插入到植物基因體中，科學家選擇目標DNA插在非基因或非要緊區域中的品項，此方法很容易、切實可行多年。

　　相對地，傳統育種雜交時，成千上萬的外源基因如何混合與插入作物基因體，你毫無所悉。

要與傳統育種比較

　　其實，改良作物就會改變DNA。反基改者一直警告插入DNA的潛在害處、新DNA多片段的可能存在。每季在田間生長植物時，許多DNA結構性變化導致植物染色體反覆地受到擾動。對於植物染色體的結構，所有的育種技術均產生許多變化和干擾。

　　反基改者認為安全的傳統育種技術，其實比遺傳工程導致更多的遺傳破壞，而又沒廣泛測試遺傳變化，也沒執行對基改作物的嚴格安全測試。

　　傳統育種有時產生問題，例如芹菜會導致皮疹、馬鈴薯會導致中毒。

但有問題的品種不常見，也會儘速解決，因此，沒人在乎有問題。基改作物導致問題的機率更低，因均經嚴格審查，若有問題，就會在上市前遭淘汰。美國反基改者史密斯對DNA插入的風險誤會大了。

隨機DNA的改變也可能發生於野生植物，因暴露於輻射中、病毒感染、寄生蟲DNA的移動等。例如，田間黃豆改變花色，因其染色體變化，影響形成色素的基因。許多觀賞花卉顯示基因擾動產生的色彩轉化。

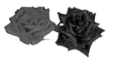
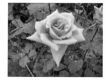
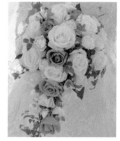

圖2-21　基因擾動產生花卉色彩轉化

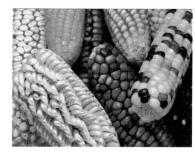

圖2-22　形形色色玉米顯示基因變化

　　玉米種子常常顯現斑點顏色或形式的變化，原因是染色體重組或基因擾動；直接檢查玉米中的DNA序列，就可確認，演化過程中玉米染色體遭受多次擾動。破壞性DNA寄生物，造成稻米基因體出現數千個染色體的擾動，這些常見的自然變化並無害，因為食品或飼料植物的DNA改變，未導致不良影響。

關鍵在嚴格檢驗

　　基改植物科學家採用具有單一乾淨和完整基因插入的植物。沒有科學的證據顯示多重轉殖基因DNA插入會造成不利的影響，但儘管如此，含超過單一插入的基改糧食作物，就不會送交監管機構批核。科學家常可找

到具有單一功能插入的基改植物。

研發基改作物時，奇怪的變種會在嚴謹篩選過程遭受淘汰。研發的每一步，會挑出最佳的個體（插入位置等）。此外，當某一基改作物被選為繼續發展時，將經歷重重安全測試，以確保無意外的不利變化發生。管制單位會要求顯示基改穩定遺傳的數據，並且顯示不會破壞其它基因的功能。

比起轉殖插入基因，傳統的植物育種是將DNA大洗牌。現代遺傳學研究顯示，傳統的植物育種時，在染色體內，基因與較大的DNA片段經常遭受刪除、插入、重排、突變。這些不可預知的和意想不到的變化幅度，遠遠超過基改插入產生的有限變化。

需要明辨思維的是，儘管反基改者宣稱，基因插入和隨機基因洗牌的危險，幾千年來，在人類育種或野生種變化等過程，DNA經歷大量的隨機擾動，卻沒發生明顯不良後果。

生物演化的結果

演化是個自然過程，導致DNA不斷變化。此過程從古到今一直進行中，演化內容包括DNA突變、易位、基因融合等。我們吃的每一植物物種，並無生硬固定的基因序列。

使用著色標示染色體DNA變化處，可發現在不同的玉米品種間，相同染色體就有差異。由染色體著色可直接看到分裂中的根細胞中，育種品種玉米間的大差異。從細胞器到細胞核，因意外地插入新DNA到染色體內，DNA流常常永久擾動核DNA。

類似地，在木瓜等其他植物，因意外插入新位置，葉綠體DNA擾動染色體結構。這些都是演化過程中，隨時進行之DNA流到新位置的例子。

在植物中，多基因變化的一個來源是，兩個不同物種的完整基因體組合，形成多倍體（擁有多組染色體）。多倍體常來自兩不同植物物種間的異花授粉。大多數人都沒有意識到，這樣的異花授粉相當頻繁的在自然棲地發生，而且大多數糧食作物是多倍體。

當多倍體作物植物（小麥……）剛形成時，許多額外的基因擾動變化就會經常發生。傳統育種者使用許多不同植物品種，其基因擾動也不遑多讓。與基改工程（加入一兩個基因）相比，這些自然現象和傳統育種產生的擾動實在多太多了。

擔心DNA作怪

一些人擔心基改食品中，外來的DNA會危害人身健康。

食物中早就含有各式各樣的基因，這些基因源自肉類、蔬菜水果、甚至昆蟲、病毒、細菌等等。經過消化後，食物中的DNA就會分解成為腺嘌呤、鳥糞嘌呤、胞嘧啶、胸腺嘧啶——也就是組成DNA的四種鹼基。消化系統中的唾液腺、胰臟、小腸均有分泌物可分解DNA，胃酸則從腺嘌呤和鳥糞嘌呤下手，破解整個分子的作用。

演化過程中，人類一直吃下各種食物，各式人物嗜食各式食物，當然也包括各種菌類等「異鄉異氣、異國風味」，因此，我們的身體一直暴露在各式外來基因中。英國生物研究所執行長梅勒寇（Alan Malcolm）指出，自有人類以來，一直在進食基因，並沒有任何證據顯示，食物基因可進入人體細胞。

有些科學家宣稱，檢測到一些DNA會逃離消化道，進入血液系統。但細究之下，發現他們使用非常高濃度的DNA進行實驗，這在實際情況是不可能發生的；這些科學家若非刻意誤導，就是疏忽。

例如，德國科隆大學遺傳研究所的多夫勒（Walter Doerfler）團隊，研究食物中的基因在老鼠體內的流動情況，他們的確發現一些DNA會逃

離消化道，進入血液系統。他們所用的材料其實來自「嗜菌體M13」，但這是天然基因，而非轉殖基因；他們發現老鼠體內到處都有其DNA。這結果讓人擔心基改食品中的轉殖基因也會到處跑。

諸多餵食實驗

其實，德國團隊餵食老鼠的是50微克的「嗜菌體M13」DNA分子（1微克等於百萬分之一公克），而非50微克的基改黃豆DNA，兩者相比，其值相差約二十萬倍（嗜菌體M13有6,400鹼基對，黃豆DNA有10億鹼基對）。

如果要公平比較（正確的實驗），就必須餵老鼠吃二十萬倍的黃豆DNA。但是老鼠並不吃純DNA（黃豆的主要成分是澱粉和蛋白質），那老鼠就得吃下非常非常多的黃豆，這是很不可能的事。

另外，在2003年，英國「環境、食物、田野事務」部的部長報告指出，「多夫勒研究並不在研究轉殖基因，而是研究所有吃下的基因。」亦即，在血液系統中找到食物DNA，並不值得驚訝。

所有乾燥後的蔬果與肉的重量，大約有百分之一是DNA。所有食物幾乎都包含DNA，現代人一天吃下大約1公克的DNA，其中，少於二十五萬分之一是基因改造食物的DNA。一般基改蛋白（改造後的基因所轉譯產生的蛋白質），在一公克植株的含量大約為20微克，占所有蛋白的萬分之一左右。

食物基因DNA，在消化道被分解

食物中帶有基因的DNA，在消化道會被消化液分解，變成營養成分被吸收。例如，胰液中的核酸酶分解DNA成為核苷酸（串聯成DNA與RNA的基本分子，由含氮鹼基、五碳糖和磷酸根構成），腸液中的核苷酸

酶再將核苷酸分解為五碳醣、含氮鹽基、磷酸。

英國新堡大學的季堡特（Harry Gilbert）團隊，以自願者實驗基改黃豆，發現在排泄物中並無轉殖基因，顯示DNA在經過消化道後均被分解了。所以，基改作物的基因（DNA片段）不會汙染人體，只要是國家核准的基改食品，均可安心食用。

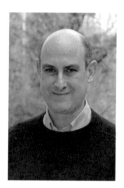

圖2-23　英國新堡大學教授季堡特實驗基改食物消化

人類食用各種作物數千年，並無作物基因進入人體細胞的實情。若質問基改食品：「誰知道幾十年後是否會造成身體出問題？」則更應質問傳統育種作物，因為非基改（包括輻射與化學改變）等傳統育種，其實是「揮舞大鎚來改造基因」，也就是「無知的基因大混合」（全是基因改造），卻從無人擔心，也從無嚴格評估檢驗安全性。那麼為何還要擔心「經過嚴格檢驗的基改作物」？

DNA和基因並不等同

攝入的食物中含有許多基因，因為它們通過消化道時就被消化和切碎，基改DNA只是這流量的很小部分。史密斯害怕基改食品的基因，可能轉移到內部器官或腸道細菌。這種擔心來自錯誤的概念，以為DNA和

基因是同義的。DNA的片段通常不是一個功能基因，也從無基因從食物（基改與否）轉移到腸道細菌或組織或器官的實例。

攝食的DNA遭受各種消化酶迅速降解，DNA片段可由人體或腸道細菌取用，但這些片段並非功能基因。人類腸道一直暴露於DNA片段，並無有害的效應產生，也無證據顯示這些DNA片段影響細菌細胞。

基因的片段不能賦予完整基因的特性及其相關的性狀，若缺功能啓動子，就不能形成蛋白質。人類飲食中充滿了DNA的基因片段，但吃了這些基因和基因片段，從來沒有傷害我們，因爲我們已經演化到足以接受每天吃東西的挑戰。並無證據顯示基改植物轉移其功能基因到人體。

比起轉殖基因，食物中含有許多的其他基因，也包含許多DNA。古來，我們的祖先的腸道一直暴露於未消化的基因片段。人類腸道一樣含有非基改食品的基因片段，也一樣地處理。

抗生素事宜

反基改者主張食物中的除草劑會增加腸道細菌的移動，因爲那是抗生素之類的物質。若擔心除草劑作用如抗生素之類物質，在人腸道中呈現風險，則應拿來和人畜用藥中的抗生素相比，可知前者（除草劑的風險）實在遠小而可忽略。事實上，引發公眾關注基改植物導致抗生素耐藥性（可忽略的風險），會不幸地，分散了大眾實應將注意力放在不負責任地使用抗生素（導致嚴重的病原抗藥性）。對抗生素產生抗藥性的主因，是人類肆意揮霍和濫用抗生素。

相較於細菌間對抗生素的抗性基因轉移（眞實與大量進行中），植物基改DNA轉移的風險是微乎其微的。在腸道外的其他環境，基因不斷地在關係遙遠細菌之間移動，並且這些其他環境提供抗生素抗性基因的大倉庫，方便轉移到腸道細菌。不同物種間攜帶基因的眾多病毒和其他媒介物，活動於這些不同的環境中。

作為食品的抗除草劑植物部分（種子），只含有微少的除草劑殘留。此外，衛生管制單位限制食物中可容許的極少除草劑含量，這在烹煮與混合各式食物後，更是稀釋殘餘量。因此腸道中就不存在有效濃度的除草劑，亦即，獲得抗除草劑基因的細菌沒有天擇的優勢，因此，在競爭激烈的腸道環境中將無法繁殖。

物種之間交換基因

2014年，中央研究院生物多樣性研究中心同仁黃貞祥，為文〈基改食品究竟安全嗎？〉指出，既然我們已透過選汰和育種的方法來大幅改造了農作物的基因體，我們把幾個基因塞進農作物裡，算什麼大不了的事了？

但某聯盟仍擔心「基因工程為透過病毒或細菌等媒介植入特定基因，打破生物界『不同種生物無法互換DNA』的規則，與傳統育種在同種生物間進行培育得到目標作物是完全不一樣的概念與技術，這已是一般民眾都能理解的基礎生物學。基因工程與傳統育種絕對不是食藥署所宣稱的『沒什麼不同』。」

其實，指稱生物界裡，不同種生物無法在自然的情況下互換DNA，是錯的。生物學家早就知道不同物種之間能夠透過基因水平轉移的方式交換基因，自然界中已知從不同物種，甚至不同界的生物之間取得基因，已知的真核生物案例就有雙子葉的Striga hermonthica從單子葉的高粱取得的基因、蚜蟲從真菌取得製造類胡蘿蔔素的基因、瘧原蟲從人類偷取的基因、一種甲蟲（Coffee borer beetle）從細菌取得的基因HhMAN1等。

加大河濱分校植物分子遺傳學家麥賀分（Alan McHughen）也說明：「反基改者說，在自然界，基因不會跨越物種屏障，那只是無知。大自然一直這麼做，傳統植物育種者亦然。」豌豆蚜蟲帶有真菌的基因，黑小麥（在麵粉和早餐穀物中）是小麥和黑麥的雜交種（小麥本身就是跨物種的雜交種）。

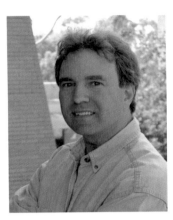

圖2-24　美國加大遺傳學家麥賀分澄清基因移動現象

硬如植物細胞壁，一分鐘內被胃液分解

　　有些人擔心的是：吃進基改作物時，其外源基因或啟動子，會侵入人體腸壁細胞，甚至引發病變。（啟動子是DNA當中，具有「開關」功能的一段特別的序列，可決定特定的基因能否開啟，以便細胞生產該基因所對應的蛋白質。）

　　但是，動物的胃酸很強，即使是植物的細胞壁，也會在一分鐘內被胃液分解破壞，然後，細胞內的基因就會被分解；因此，基改作物的外源基因或啟動子，不可能有機會進入人體腸壁細胞內。傳統農作物的基因中，也不乏外源基因或啟動子，可是人類食用各種農作物成千上萬年，從未有證據顯示外源基因或啟動子會進入人體細胞。

基改致癌嗎？

　　美國國家癌症研究院的「流行病監測及最終結果」資料庫，為目前美國最完整的癌症病人長期追蹤資料，包含癌症病人存活狀況、多重癌症

史、居住地區、其他分析所需之個人資料。從已有的1975～2012年間資料，可知1992～2011年間（基改作物始於1996年），癌症新例稍微減少。

科學已詳細研究引入的蛋白質（從基因而來），並無可信的機制可因而致癌。若有未預期的「基改致癌」關聯性，我們已在族群中察覺，尤其在動物中顯示，因其飼料大多數為基改的。美國農業部的統計資料顯示，在廣大的族群中，並無增加致癌率。

為何對長期健康效應有信心？

大多數人都沒有意識到，育種者甚至使用化學誘變和輻射打破植物DNA，而隨意改造植物基因組已經許多年。近二十年攝食基改食品經驗，加上我們的人類和植物生理學知識，均指向長期使用基改（植物育種工具）是安全的。

首度基改作物出現於1982年。直到2013年，種植基改作物已經超過20億公頃、1700萬農民、超過17年、約30國。可說已有相當長期的驗證。

在美國，所有基改作物均經過農業部、環保署、食品與藥物檢驗局等，在人體健康與環境影響等方面的把關。為何民眾一直擔心基改食品安全性？又擔心缺乏安全研究與把關？

過敏：熱門議題

一則流傳甚廣的巴西堅果的故事，讓人們擔心基改導致過敏，而這原本是動機良善的計畫：西非人的飲食經常缺乏甲硫胺酸，而巴西堅果的一種蛋白質富含甲硫胺酸，因此，若將製造這種蛋白質的基因轉殖到西非的黃豆裡，則就可解決問題。但是後來有人發現，有一種巴西堅果常見的過敏反應，可能導致嚴重的後果，因此整個計畫就取消了。

此例子給反對基改者可乘之機，用來塑造出基改導致過敏的形象，可

充當基改深具危險性的確鑿證明。但事實上,這案例反而是呈現出基改作物的研發與測試是相當嚴謹的,可在實施前即「揪出」潛在的缺點。

選擇過敏這議題,因它容易攻擊

近來,民眾對食物過敏意識的增強,來自三個因素:推理而得的關切、無知而引起的害怕、政治動機。第三個因素(張揚了第二個因素)來自某些個人和環保組織,志在拖延基改的商業發展(尤其是食品),也當募款的招牌。選擇過敏這議題,因它容易攻擊。

—— 布克南(Bob Buchanan,美國國家科學院院士)

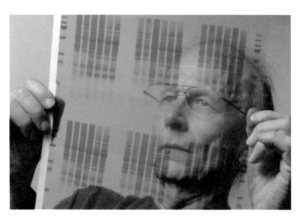

圖2-25　美國加大植物教授布克南解析基改疑慮

值得一提的是,基改產生的蛋白質可能是有毒的,但是基改食品蛋白質的可能毒性,正是各國安全評估的要項。例如,我國衛生署食品安全性評估,包括成分、毒性、致敏性、胃蛋白酶耐受性、代謝物的分析、抗生素抗性篩選基因等,事實上,已經涵蓋各界對基改食品安全性的所有疑慮了。

飲食中包含數千種蛋白質,其中只有一小部分會導致過敏。關於基改

生物，美國食品與藥物管理局針對過敏問題，要求業界分析生技過程使用的蛋白質，是否為過敏原。不論說明或監督，這整個過程均嚴格執行，而需數年時間才能完成。

台灣民眾吃木瓜的輪點病毒

我們吃的東西上都有細菌，只有少數的細菌是有害的。我們的腸子都充滿了細菌，就如許多發酵食品。我們所吃的蔬菜均感染病毒基因，而這從來就不被關注。此外，水平基因轉移導致病毒和細菌的DNA被整合到植物基因組中，也無不良影響效應。

輪點病毒在人胃三秒內就被消化了，它和人共存很多年，人攝食它感染的蔬果很多年。台灣有許多的木瓜罹患輪點病毒病，但該國民眾一直照吃不誤。

　　　　　　　　　　—— 岡少夫（美國康乃爾大學基改木瓜專家）

2014年，加大戴維斯分校基因體研究所教授艾森（Jonathan Eisen）團隊發表〈我們吃的微生物：一天餐飲所含諸多的微生物分三類〉，三類指(1)一般美國人的膳食；(2)農業部建議的膳食含蔬果瘦肉等：(3)素食。結果是，每天的微生物含量以美國農業部的膳食最高（十三億個菌落形成單位），其次是素食（六百萬個菌落形成單位），第三是一般美國人的膳食（一百萬個菌落形成單位）。

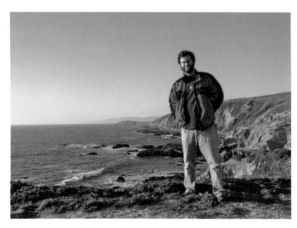

圖2-26　美國加大基因體教授艾森研究飲食中的微生物量

虛擬風險、實際費用

　　許多人擔心基改食品將有害蛋白質（尤其是過敏原與毒素）導入食物鏈，但這正是研發者致力測試與避免的事。2012年，《食物與化學毒物學》（Food and Chemical Toxicology）期刊專文指出，公立研究實驗室進行超過二十四個長期動物餵食研究，並沒發現長期食用基改食品的安全問題。

　　最近的研究是，2014年3月，義大利佩魯賈（Perugia）大學應用生物系尼可力亞（Alessandro Nicolia）等人，於《生技評論》（Critical Reviews in Biotechnology）發表專文〈近10年基改作物安全研究評論〉指出，近10年來，共有1,783件基改生物安全測試，其中770件檢視對人與動物的健康效應，並無證據顯示基改食品更具風險。

　　中研院余淑美院士指出，基改作物的生物安全評估很複雜與昂貴，幾乎類似新藥，這即為何基改作物的上市很慢、很少；也只有大公司負擔得起。

　　儘管上市的基改食品都經過嚴格評估和監管，安全爭議的故事依然流傳。發表相反結論者只是邊緣科學家。反基改者對真正的科學沒興趣，他們已有定見，知道要找什麼東西，然後去搜尋，直到找到配合其目的的科學資料（忽略其他的科學資料）。

1783個研究的結果

　　獨立非營利組織網站「生物強化」（Biofortified，創建於2012年），收錄1783個研究，存放在公共資料庫「基因工程風險集」（GENERA, Genetic Engineering Risk Atlas），網站說明，證據顯示，基改並無引入任何獨特的過敏原或毒物，因其資料庫方便測試，若有問題即不研究、不上市、不核准。來自基改DNA的轉錄RNA，是否安全？科學家是否操弄生命的「自然秩序」？我們每天攝食0.1～1公克DNA，來自基改與非基改，在胃腸中，這些DNA被消化分解，並無證據顯示，這些DNA結合到與人細胞中（如反基改者所害怕）。

　　2013年見證基改科技30週年，此研究的結論很明確：並無可信的證據顯示，基改生物對健康或環境顯示獨特的威脅。民眾對基改生物的質疑，來自心理、政治、錯誤的辯論。

　　「基因工程風險集」資料庫已有上千筆研究，其中有三十多個多年研究。2013年，德國聯邦農業研究中心副總裁弗拉丘斯基（Gerhard Fla-chowsky），編著《基改植物導致的動物營養》（Animal Nutrition with Transgenic Plants），內含超過150個研究，基改植物包含第一代和第二代，餵食對象為人類肉食用的動物。其中有17個長期和16個多代研究，結論是並無健康危害。

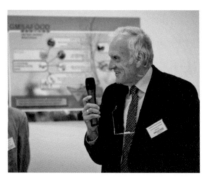

圖2-28　德國聯邦農業研究中心副總裁弗拉丘斯基

食品上噴灑病毒

根據美國疾病控制暨預防中心（CDC）的統計，美國每年約有兩千五百人因感染李斯特氏（Listeria）桿菌而生重病，其中五百人不治。2009年，美國食品藥物管理局批准，混合六種殺菌病毒的「噬菌體[5]」可以噴灑於冷盤、熱狗與香腸等食品上面，以清除李斯特氏桿菌等。

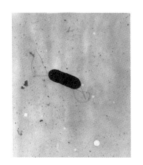

圖2-28　李斯特菌會致病

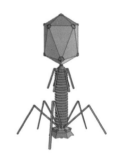

圖2-29　典型的噬菌體結構

5　噬菌體是專門以細菌為宿主的病毒，廣為人知的噬菌體是以大腸桿菌為寄主的噬菌體。正是透過對噬菌體的研究，科學家證實基因以DNA為載體。

　　這是美國食品藥物管理局首度核准的「病毒食品添加物」，對象是美國生技公司Intralytix公司的產品，其噬菌體可噴灑於立即可食的肉品，包括火腿切片與火雞肉上。噬菌體能殺死李斯特氏桿菌，在即食肉品包裝前使用噬菌體，安全無虞。

　　噬菌體是第一個獲該局核准，以食品添加物名義使用在食物上的病毒。食用罐頭肉品尤其容易受細菌感染，因為人們購買後通常不會加以炊煮或加熱，來消滅諸如李斯特氏桿菌等有害病菌。

　　添加在食品中的噬菌體，只會攻擊李斯特氏菌株，而對人體與植物細胞無害。人們通常在食物、水與環境中接觸到噬菌體，在人類的消化道內也可發現其蹤影。反基改者聽到「食品上噴灑病毒」會嚇壞嗎？

基因科學家的理性約束

　　1973年史丹福大學正式宣布重組DNA實驗成功，讓一些人更憂慮，例如，有人擔心腫瘤病毒DNA在大腸菌中繁殖，是否會導致癌症？是否所有脊椎動物的DNA試驗都有潛在危機？甚至抬出「神的權杖」來擋駕科技研發。

　　史丹福生化教授柏格（Paul Berg，1980年諾貝爾獎得主）於1975年，號召專家（生物學家、律師、醫生、倫理學家）於加州，召開「阿西羅馬重組DNA會議」（Asilomar Conference on Recombinant DNA），研擬自願的研發準則，以確保重組DNA科技的安全。

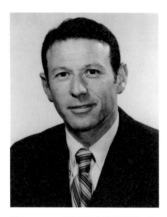

圖2-30　美國史丹福生化
　　　　教授柏格

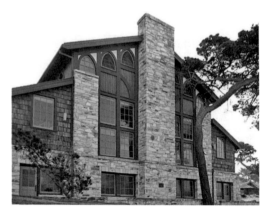

圖2-31　於此召開「阿西羅馬重組DNA會
　　　　議」

　　此會議也將更多的科學研究放在公共區域，讓一些人覺得是在實施預警原則。因潛在的安全顧慮，當時全球科學界暫停各式重組DNA實驗，直到會議準則完成後才繼續。

　　會後，美歐禁止涉及致癌基因的重組DNA研究，弄得基因工程研究停擺。但經長期多次試驗後，科學家發現重組DNA的危險性非常低。於是放寬准許選殖病毒致癌基因等。

再度檢討

　　二十五年後的2000年，再度召開新名為「國際重組DNA分子會議」（International Congress on Recombinant DNA Molecules）。兩次會議均為科學界的「自我約束」，例如，其一建議是，政府應監督重組DNA研究，以確認其技術安全性。

　　但是，華生（James Watson，雙螺旋結構發現者之一）等基因科學家認為自己人太保守，其實在第一次會議後，已經夠慎重而「自綁手腳」了；這使得研發太浪費資源（包括消毒劑、時間）。但反基改者看到的是

科學家的「猶豫」與「逾矩」，以其危險遐想，有效地把環保、人體健康、衛道等人士聚集，他們深知群眾運動的妙用。

老實守規矩的基改科學家，不知反對者自有一套遊戲規則，不以科學證據論事。

農藥嘉磷塞的毒性

反基改者宣稱，種植基改作物後，施用更多除草劑，這就是為何我們食物、頭髮中有更多嘉磷塞。

K學者網站〈基改黃豆多含農藥間接致病〉文章：國人吃的黃豆是「飼料級」，是「國家級」醜聞，因為其他亞洲國家大多不是自己種，就是進口食品級黃豆。近十年來進口的又大都是基因改造黃豆，不但蛋白質可能導致過敏，更含有超多的除草劑嘉磷塞（年年春），因為除草劑殺不死基改黃豆，美洲農民就盡量噴，要把雜草除得一乾二淨，因此黃豆累積很多嘉磷塞。

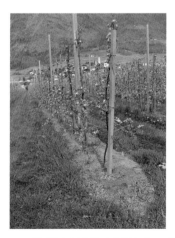

圖2-32　除草劑嘉磷塞免除人工割草

政府為進口商，不為消費者？

又說，政府把嘉磷塞殘留容許值設定的與稻米一樣都是0.1 ppm，那些飼料級黃豆就無法進口。因此美國把飼料級黃豆的嘉磷塞殘留容許值設在20 ppm，我國與歐盟都提高為10 ppm，這是米的100倍。顯然這是政府為了進口商（而非為消費者健康）所設的安全標準。長期吃基改飼料玉米，老鼠得癌症的情況會更加嚴重；水加了極少量的嘉磷塞，老鼠喝了同樣也會得癌症；嘉磷塞與現代人諸多疾病間接關聯。

該網站端出文章〈基改含嘉磷賽出現於母乳中〉：美國人的母乳中出現農藥年年春。民間團體「Moms Across America」與「Sustainable Pulse」聯合取樣檢測婦人乳液，發現除草劑嘉磷賽的含量在76 μg/l到166 μg/l之間；這是歐洲嘉磷塞的最大汙染物濃度標準的760到1600倍，因為歐洲的是0.1 μg/l，但美國飲用水嘉磷塞的最大汙染物濃度是700 μg/l。乳汁測驗顯示嘉磷塞在生物體內累積，推翻政府的說辭。嘉磷塞可能就是嬰兒有生命以來第一個被強迫接受的化學農藥。

食藥署澄清

食藥署說明，殘留安全容許量在不同作物的差異，主要是因為藥劑使用方式的不同，並不是因為基改的關係。實際上，一開始，黃豆嘉磷塞殘留容許量，即訂定為10 ppm，並沒有因為基改黃豆引進而調高。黃豆的嘉磷塞殘留容許量，自2004年公告，迄今沒有修改過，而嘉磷塞在各種農作物之殘留容許量差異，是由於藥劑使用方式不同，經參考國際間標準，且評估國人攝食安全無虞後訂定。

目前我國對於黃豆嘉磷塞殘留容許量為10 ppm，與聯合國食品法典委員會國際規範或歐盟、美國及日本採20 ppm標準相比，食藥署表示我國規範其實更嚴格，且不論基因改造或非基因改造品，皆一體適用。

嘉磷塞取代更毒的傳統

二十世紀中期，農藥含有高毒性的無機材料如硫、鉛、砷等。孟山都研發低毒性農藥嘉磷塞除草劑，會破壞植物細胞的某種酵素，使植物死亡。它是廣效非選擇性，同時除雜草與農作物。

雜草和作物搶資源，兩者均為植物，要如何去除前者而保護後者呢？有人想到「標示特赦」做法，亦即去除各式植物，但具有標示者就可倖免；此即耐嘉磷塞的作物。科學家發現有些野玉米不怕嘉磷塞（市售除草劑），那是含有突變基因之故，結果研發出耐嘉磷塞的基改作物。

後來孟山都公司在尋常土壤細菌找到類似的生長合成酶，但不會被嘉磷塞鹽破壞，孟山都找到該基因而轉殖到作物，就可不怕嘉磷塞。

咖啡因比嘉磷塞毒29倍

嘉磷塞的毒性為「相對低」。美國農業部資助的「擴展毒理學網絡」（Extension Toxicology Network），結合康乃爾大學、密西根州立大學、俄勒岡州立大學、加大戴維斯分校，從事農藥資訊計畫，公告嘉磷塞為不易揮發，在人體內幾無代謝；若不慎食用，大部分嘉磷塞不變地從糞便和尿液排泄出，因此它不會在體內停留和積累。環保署確定它具有「最小」的生態效應。對於鳥類和魚類，它只是輕微毒性；會與土壤緊密結合，而減少溶出的可能性。土壤中的微生物會分解它，因此不會積聚在土壤中。

測試物品急性毒性的國際通行標準是「半數致死量」，單位是每公斤體重的物品毫克數，數字越低越毒。嘉磷塞的「半數致死量」為5600，美國環保署將毒物分為四類（第一類最毒），嘉磷塞列為第三類；不會致癌。咖啡因的「半數致死量」為192，因此，咖啡因比嘉磷塞毒29倍，但

有人擔心咖啡因嗎？我們該停止喝咖啡[6]嗎？

長期效應呢？

鑑於它的廣泛使用，很可能會跑到我們的食物中，美國環保署設定殘留的最大安全值「容限」（很保守的）。美國農業部每年測試作物，以確保除草劑殘留不超過容限，若超過，環保署有權要求召回食品、罰款等，以防止消費者攝食。環保署對嘉磷塞於膳食中的風險評估，是基於最壞的情況，假定所有可能的商品和耕地均噴灑過容限，又假設商品上的殘留量均達容限值，這樣子的總評結果是，嘉磷塞食品的慢性飲食風險是微乎其微的。

美國環保署訂定的參考劑量（每天接觸而終生不引起有害效應）為每天每公斤體重上限2毫克。亦即，體重64公斤的人終生無不良影響的每天食用限量為127毫克。相較地，維生素D補充劑每日上限為0.1毫克。

雖然美國政府公信力的法規這麼清楚，反基改者還是一再危言聳聽，諸如法國卡昂大學賽拉利尼、美國獨立科學家宣械（Anthony Samsel）與電腦科學家鮮訥夫（Stephanie Seneff）等人，獲得一些媒體宣揚，給他們和其他反基改者可信度，例如，路透社某記者反基改，放送宣械的觀點，傳達可信的錯覺：「根據一項新的研究，多用除草劑年年春，可能與多種健康問題和疾病（包括帕金森病、不育、癌症）關聯。」為何路透社稱幾無數據的該文為「研究」？

2014年4月7日，澳洲電視紀錄片報導，10位哺乳母親的奶含有嘉磷賽，來源是委託研究，出資者為反基改組織「全美媽媽」（Moms Across

---

6 許多人喜歡喝咖啡，一杯咖啡中含上千種不同化學物質，其中約30種已經試驗動物致癌性；單一致癌實驗測試約費時3年、25萬美元以上，要完整證明咖啡的安全性幾乎不可能，但是大家照喝咖啡。

America）和「永續脈動」（Sustainable Pulse，有機食品業者支持）。

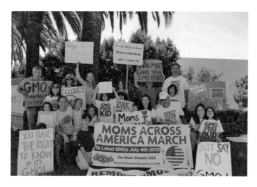

圖2-33　反基改組織「全美媽媽」

使用經驗的紀錄

　　人們使用嘉磷塞已經超過四十年，公園或農地等均用到。它比其他農藥更少毒性。在環境中或地下水中更不持久、不具遺傳毒性、非致癌物、非致畸胎因子。嘉磷塞抑制植物的一種酶，但人類、其他哺乳動物、鳥、魚或昆蟲並沒這種酶。

　　自從使用嘉磷塞在抗除草劑作物上，反基改者就經常不滿。近來，宣稱嘉磷塞引起禍害的宣稱一直出現，雖然均缺乏可信度，但此風潮似為有意創造假象（嘉磷塞劇毒有害），以利呼籲禁用嘉磷塞，然後接著禁用基改（抗除草劑）作物。

　　嘉磷塞不溶於脂肪中，尚無證據顯示嘉磷塞會累積於諸如母乳、血清、或組織中。上述嬰兒暴露於母奶的最高嘉磷塞值，約50倍遠低於美國環保署安全規範。美國疾病管制局已經聲明，就因能檢測到人液中的環境化學物，並不表示它對人有害，分析化學的進步讓人更能檢測到更低含量。

萬物有毒否，關鍵在劑量

食品中自然含有許多潛在有毒的化學品，例如氰化物、番木鱉鹼、毒胡蘿蔔素、砷，但其含量常低於造成傷害值。若吃太多，任何化學物（自然或人為均同）會傷人，即如食用鹽也是。檢測到母乳中含嘉磷塞，並不代表就有害人體，除非高過安全規範。

超過40年的調查研究（大量的使用者等）和現實世界的使用，提供監管單位科學證據。世界衛生組織、歐洲食品安全局、美國環保署、世界其他監管機構的結論是，食品中含微量的嘉磷塞，並不比食品中自然產生的諸多毒物，更值得擔心。

檢測和樣本均來自「全美媽媽」和「永續脈動」，但該兩組織反對基改，歷史記錄甚多，提倡與支持基改有害的宣稱，但實際上是錯誤的宣稱；卻不引用諸多深具公信力的聲明，可知其本質是偏頗的，排斥大量真正專家意見的。

基改和農藥均為農夫的選項

採用基改抗除草劑作物後，農民常以除草劑嘉磷塞取代毒性更強的除草劑。不像其他類除草劑，嘉磷塞殺死大多數的植物，但對動物或土壤和水質，沒有大量的不利影響；這也是大多數的抗除草劑作物能對抗的除草劑。抗除草劑作物商業化後，農民以嘉磷塞取代許多其他的除草劑。

傳統上，農民使用翻土方式來控制田裡雜草，在雜草產生種子前，打斷雜草的生命週期。但是，以翻土減少雜草的同時，也減損土壤的品質、增加土壤侵蝕的流失，因為鋤翻的土壤結成硬殼，從而降低水滲透表面的能力，並導致逕流，會以沉積物和化學物汙染地表水。種植抗除草劑就可減少翻土、減少水汙染。農業是地表水汙染的最大來源，具除草劑抗性的技術和保育耕耘，有助於減少地表水汙染。

辯論基改導致使用更多或少農藥時，兩造均假設「使用農藥是件壞事」，但這取決於所用的農藥、使用的原因、使用的細節。大多數現代的農藥對人或環境，均低危險性。對於抗蟲基改作物，農藥仍是農民重要和受監管的工具，因仍要處理很多其他的害蟲和雜草等（仍無基改工具可用）。支持基改者需要常想到，基改只是工具箱中的一個工具。重視農藥風險管理，和重視基改風險管理一樣重要。基改和農藥均為農夫的選項。

反基改者提出什麼證據？

2014年，美國國家科學院舉辦論壇，與會者大部分來自反基改組織，包括食物安全中心（Center for Food Safety）、消費者聯盟（Consumers Union）、針對侵蝕與科技與集中的行動小組（ETC Group）、綠色和平、關懷科學家聯盟（the Union of Concerned Scientists）。關懷科學家聯盟在其網站上宣稱：「說基改無健康風險，是太誇張了，還有許多未知；特定基因的效應研究很有限，又嚴密地受到產業控制。」

若真要細究，並非說基改無健康風險，而是相較於傳統育種耕作，基改並沒具有更多的風險，甚至風險更少。至於是否還有未知，那也一樣。另外，反基改者擔心產業嚴密控制基改，如本書所述，那也是風險意識太高的思維，例如，全球科技會議中，產官學研專家聚集時，即可知知識的廣度與分享，在全球最知名科學期刊《自然》、《科學》中，許多優秀科學家在學術界，這和諸如資訊與製藥等其他領域一樣。

反基改者易於強調基改作物的可能風險，而質疑正面的農經效益，例如，2009年，關懷科學家聯盟的古利安薛曼（Doug Gurian-Sherman），在該聯盟網站為文〈產量減少〉（Failure to Yield），認為基改並無增產。

　　但是，非基改作物比基改更多產嗎？2013年，美國伊利諾伊大學作物功能基因體學教授慕斯（Stephen Moose）澄清，非基改高產量的作物品種，是很可能的。若無玉米螟蟲、雜草、玉米根蟲等，就沒有必要種植基改玉米。

　　大致上可說，反基改者處處牽肘，卻指責沒成就，例如，一面破壞田間實驗，另一面卻又要求拿出成果。反基改者在美國國家科學院開會，能講出更具科學證據的話嗎？

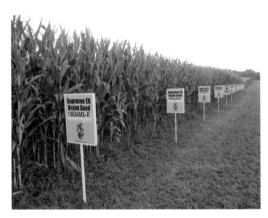 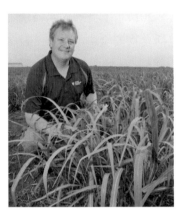

圖2-34　美國俄亥俄州基改玉米田　　圖2-35　美國伊利諾伊大學教授慕斯

兩難：紓解反對？誘發更多反對？

　　政策制定者想利用市民會議多聽各方意見解決歧見，但往往弄得強化各自的意見、增加衝突、更難達成共識。「社區接受度」低估了實際上大眾同意度，因很可能是被大聲的反對團體蓋過了。

　　被少數反對聲浪透過媒體散播的意見，常常掩蓋過沉默的大多數的意見。因此公眾會議並不一定能代表大眾的意見。這在有爭議的科學議題上

更明顯，發言者具有足夠的科學知識嗎？對自己不熟的議題主張卻強烈嗎？

　　諸如基改議題，需要相當的科技知識才方便討論，而非想當然爾。

反基改者可信嗎？

　　2012年，英國諾丁漢大學施磊爾（Chelsea Snell）團隊於《食物與化學毒性》期刊，發表〈長期和多代動物餵食基改植物試驗的健康影響評估〉，綜合文獻研究顯示，為檢視基改玉米、馬鈴薯、稻米、小黑麥等的動物飼料，分析12個長期（超過歐盟法規的90天，甚至2年）、12個多世代（2～5代）；使用生化分析、組織檢查特定器官、血液學、基改DNA的檢測等方式。

　　結果是，此24個研究並不顯示任何健康危害，基改作物與對應其非基改作物在營養上等同，均可安心當食品。

　　當前，全球食品動物的七成到九成餵食基改作物；美國每年飼養超過九十億隻食品動物，而其超過95%為基改的飼料。2014年10月，美國加大戴維斯分校遺傳學家范伊娜南（Alison Van Eenennaam）團隊，於美國動物科學會出版的《動物科學期刊》，發表〈基改飼料對家畜族群的影響〉，分析29年的餵食資料，涵蓋全球超過一千億隻動物，從1983年時的全部非基改飼料，直到2011年的超過90%為基改作物（1996年開始餵食基改作物之前與後各十五年）。

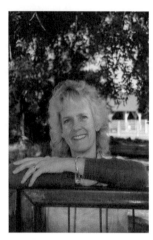

圖2-36　美國加大戴維斯分校遺傳學家范伊娜南澄清基改飼料疑慮

　　調查的健康參數包括體細胞數（乳腺炎等異常的指標）、生前與死後的不合格記錄等。包括多世代長期效應、同源非基改作物的控制組、檢驗各種表現型、使用組織病理學與血液分析等檢驗。

　　結論是，跨世代攝食基改作物並無危害動物、基改作物與其對應的非基改作物一樣營養、人類攝食這些動物沒有遭受額外健康效應。餵食基改作物的動物，其性能和健康與餵食非基改作物的相媲美；種植基改作物後，超過一千億隻動物食用，並無不利的健康或生產力趨勢。因為DNA和蛋白質是膳食消化的通常成分，進食過基改食品後，在其奶、肉、蛋中，並無可檢測的或可量化的基改成分。在全球，種植基改玉米和黃豆的國家，是主要的牲畜飼料出口國。

反基改者無力分辨正誤

　　上文一發表（網路版早一月先問世），「監視基改」（GMWatch）立即於10月為文〈范伊南娜的研究受到偏見和科學缺點傷害〉反對，說是

刊登在贊成基改生物的媒體，又批評其論文自以為看過所有證據，其實沒看過賽拉利尼2012年的論文。

但上述賽拉利尼，宣稱美國基改玉米毒害老鼠，若其資料可信，則美國人與畜中毒已深，恐已亡國滅種。媒體無力分辨，自認「平衡報導」，以為兩造同樣可信、勢均力敵；其實正方是壓倒性地正確。

專家的程度與權重

《科學美國人》2013年9月號，刊登科學記者傅利曼（David Freedman）文章〈基改食品的真相〉，提到美國加大洛杉磯分校，植物分子生物學家戈德堡（Robert Goldberg），對於一再處理民眾的基改恐慌，覺得挫折感很深，因為基改安全性議題，早就清楚了。

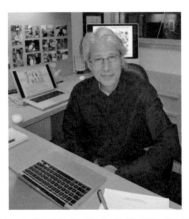

圖2-37　美國加大分子生物學家戈德堡不滿基改議題炒作

但在校園另一處，研究視覺的細胞生物學家威廉斯（David Williams），則認為基改有疑慮；又說植物分子生物學家拿公司錢做研究，呈現利益衝突。若質疑基改安全，會被惡意攻訐，因此沉默以明哲保身。

　　加大柏克萊分校農業和環境經濟學家席柏曼（David Zilberman）指出，基改作物的福祉超過其健康風險（此風險迄今仍只為理論）。基改作物降低了糧食價格，減少農藥用量而讓農民更安全。全球基改增加玉米、棉花和黃豆的產量提高20～30%，若更多地區種植基改作物，糧食價格會更低、更少人餓死。

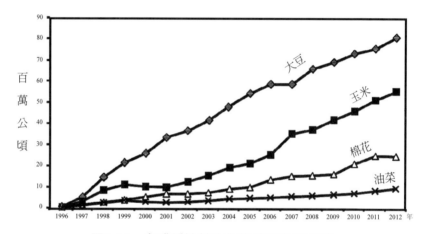

圖2-38　全球種植基改作物前四名的面積

　　逐漸地，這些優點益加重要，因為聯合國糧農組織估計，全球在2050年前，需增產70%食物，以應付增加的人口，而氣候變遷將使全球許多可耕地更難種植傳統作物，但基改作物更耐澇旱、鹽分、高低溫、害蟲、疾病。

第三章　基改食品需要標示嗎？

　　國人關切基改標示問題。2015年2月12日，媒體出現投書〈選擇一個非基改的台灣〉：「近期公民運動最大的成功便是從政客與專家的手中，奪回了選擇的權利。」投書者自稱陽明大學生命科學系校友。

　　美國民代也關心：2014年，佛蒙特州立法要求標示基改成分，其一參議員對媒體說：「身為消費者，我們是實驗動物，因為我們實在不知道其後果。」

　　印度反基改活躍分子希瓦（Vandana Shiva）最「誠實」了，她說：「執行基改標示後，基改生物就完蛋了。」

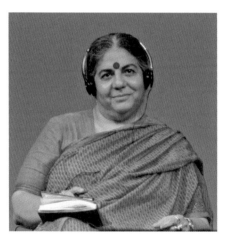

圖3-1　印度反基改分子希瓦缺乏基改知識而好發議論

標示的影響力

　　2013年，美國康乃爾大學科學家發現，食品怎麼標示，影響我們的認

知，包括其味道、營養價值、購買意願。例如，標示爲「有機」食品時，受試者認爲食品味道比較自然、比較營養、願意付出更高價錢購買。這是「光環效應」（halo effect），意指某物的某種特性、或某人的某種品質，一旦給人非常好的印象，則人們對此物或人的其他品質，也會給予較好的評價。

這是一種以偏概全的主觀心理臆測，例如，一個人表現好時，大家對他的評價遠遠高於他實際的表現。反之，一個人表現不好的時候，別人眼中所認爲的差勁程度，也會遠大於他眞正差勁的表現。「名人效應」就是一種典型的光環效應，拍廣告片的多數是那些有名的影歌星，因爲明星推出的商品更容易得到大家的認同。

「惡魔效應」

光環效應的相反就是惡魔效應，即對人的某一品質，或對物品的某一特性有壞的印象，會使人對這個人的其他品質，或這一物品的其他特性的評價偏低。

基改生物相反地遭受「惡魔效應」，一個負面特質（「不自然」）扭曲整體的認知。食品越不自然，民眾越不信任。關於風險，對於新奇與不明科技，易於引發情緒反應。當我們變得情緒化，就不會正確衡量風險與福祉。一旦某種觀點形成，就難以轉換。對於反基改者，任何一發展均可引發負面的詮釋。

標示基改促進食品安全嗎？

2014年，我國《食品安全衛生管理法》修法，包括食品添加物、食品安全保護基金等。基因改造食品也列入修法項目中，顯得相當突兀，爲何會「雞兔同籠」地混入食品法中呢？應該是害怕基因改造食品者趕鴨上架

的結果。立委受到誤導，以爲基改食品需要標示，因需「爲民衆健康把關」。是嗎？

若有問題，才需標示。如上述，深具公信力的科學組織，聲明基改食品安全。則爲何我國這般要求標示？因爲科技根據或因爲不解而恐慌？

權威組織的聲明

美國食品藥物管理局說，沒必要標示，因無證據顯示基改會改變食品的品質、安全、或任何其他屬性。不要求標示是否爲基改產品，就像不要求標示「在培植某種糧食作物時，採用何種傳統培育技術」一樣，

另外，美國食品藥物管理局也顧慮，若要標示，那就必須確實執行，這將帶給監管機構龐大的人力財力負擔；既然基改產品無害，何必多此一舉？也許更重要（也更微妙）的是，標示往往「隱含」危險，因民衆對標示的認知有如風險警告（就像香菸），而引發消費者對基改食品的「戒心、側目」。

2012年，出版《科學》（Science）期刊的美國科學促進學會（AAAS，創建於1848年，世界最大的公益科學組織）聲明，標示基改食品爲「荒謬警訊與誤導消費者」。同年，美國醫學學會公布其立場：沒有科學根據須將基改食品標示，自願標示並不值得（除非伴隨著對消費者的教育）。2000年，該學會表示，將基改食品標示爲另一類，是沒有科學道理的。

儘管上市的基改食品都經過嚴格評估和監管，還是有人提出基改有害實驗動物的論點，但其實這些論點均出自錯誤的實驗結論，但害怕基改者（也許不知事後已澄清）還是引述這些論點。

宣稱「民衆有權知道食物內含」者，似乎大義凜然，其實，只是自己不解基改科技，又誤導民衆；例如，既然基改食品不比相對的食物危險，爲何要標示基改食品，卻不要求標示其相對的傳統食物（也是基改）？

由反對轉贊同者的洞見

　　2013年1月，原強烈反對基改，但2012年轉而支持的英國環保者霖納斯[1]（Mark Lynas），在「牛津農耕會議」[2]演講，詳述他從歐洲反基改食品運動的組織者，轉換成為基改科技的支持者：「2008年，我還在《衛報》寫文章醜化、攻擊基改科技，即使我沒做過基改的學術研究，對其科技的理解也很有限，也沒讀過同儕評審的基改或植物科學論文。」對於破壞基改作物的田間試驗，他深致歉意，並解釋「反科學的環保主義，與我在氣候變遷上，支持科學的環保主義變得越來越不一致」。

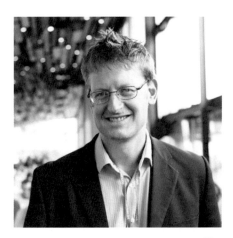

圖3-2　原強烈反對基改，但2012年轉而支持的英國環保者霖納斯

1　牛津大學訪問研究員、美國康乃爾大學訪問學者、世界經濟論壇WEF新興科技全球議程委員會副主席；曾榮獲英國皇家學會科學寫作獎。
2　牛津農耕會議是英國農夫的年度會議，2009年講員包括英國環境部長與英國政府首席科學家。

　　霖納斯批評他以前支持的組織，包括綠色和平組織、有機貿易團體（英國土壤協會等），忽視基改作物的安全性和福祉的科學事實，因與這些組織的意識形態相衝突；霖納斯說他自己「反對基改是完全錯誤的」。

　　他表示，反基改運動始於1990年代，核心分子多年來一直破壞試驗作物。在英國，其蓄意破壞而被捕後，往往從輕發落，結果是一再發生抗爭與破壞。近來較少抗爭新聞，因為基改研發變少，而非反對者態度改變。

標示才足以封住小道消息

　　2013年10月15日，霖納斯在非營利組織「美國食物綜整中心」指出，誰能不同意知道食物成分的權利？若你站在街頭，問過路者，要不要知道他們所吃食物包含什麼，大部分的人會同意，這是「知的權利」，當代最有利的政治要求之一。消費者必須受到保護，對於最基本的必需品「食物」，民眾擁有尋求資訊的權利；此訴求「沛然莫之能禦」。

　　你可想像「散佈恐懼心理者」善用機會宣稱：「為何孟山都公司不讓我們知道食物內涵？有何不可告人的？」

　　又如，「你說基改食品安全，為何不告訴我們哪一食物和品牌含基改？」現在，「爭議」已經轉化為如何陳述「大公司與食安」，這是反基改者站在「道德制高點」最有力處。若民眾認為你有所隱藏，就會認為你隱藏危險。若找專家安撫民眾，則可能更適得其反，因為他們讓民眾覺得「不會自行判斷」。

反基改議題為「陰謀論」

　　基本上，反基改議題為「陰謀論」。不論在科學上多麼不必要，只要有夠多人要求「消費者有權知道」，則反對者就是「政治自殺」。你不能，也不可反對民主。祕密滋生恐懼；消費者要求透明，透明是重建信任的唯一途徑。

　　但是這個最具威力的武器，可能變爲致命的弱點。首先，標示必須爲整個產業、全國強制性。其次，標示不能隱含健康與安全問題，亦即不是警告標示。第三，標示必須是全面的，包括衍生物（諸如餵食動物的肉）。

　　2014年12月，美聯社與捷孚凱（行銷研究顧問有限公司）民調，結果是66%美國人希望標示基改食品、7%反對、24%中立；但在12月的國會聽證會中，兩主要政黨均不熱衷於標示，許多議員質疑強制標示是否會誤導消費者，因爲幾無科學證據顯示基改食品不安全。

　　禁止生技爲許多「贊成標示」活躍分子的明示目標，他們談論消費者的選項，但他們真正要的是移除選項（我稱爲「因迷信而禁止」）。有機消費者協會創辦者康明斯（Ronnie Cummins）說：「若通過（加州標示）議案，就可永遠將基改食品趕出我國供應圈外。」他認爲貼上基改標示，將是諸如美商家樂氏公司等著名廠牌的「死亡之吻」。我們已知，提倡標示基改背後的資助和推手，多數來自有機遊說者。我必須指出，那是傳統美式資本主義，張牙舞爪，若可抹黑競爭對手的產品，就可增加自己的市場佔有率。

　　　　　　　　　　　　　　　　　　　　—— 英國環保者霖納斯

真要標示？那就要公平

　　對於一般人，標示「基改」，除了「刻版」印象（有害），有何科學教育意義？民眾知道基改是什麼嗎？民眾知道幾乎所有人類食用作物都是基改產物嗎？

　　難道要標示所有的育種方法？有機業者可知其部分作物來自游離輻射或化學致變劑的突變誘發？消費者有權知道吧？標示所有育種方法？有機

業者引以爲傲的堆肥是誰處理的？怎麼處理糞肥（易滋生大腸桿菌、沙門氏菌等）的？檢驗過菌種？是否有害人體健康？標示有機耕作如何控制害蟲？使用尼古丁、魚藤酮能遏止病毒、黴菌等微生物嗎？

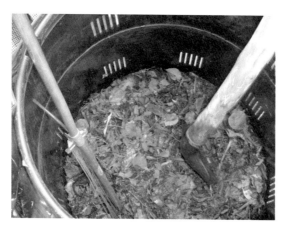

圖3-3　農業與食材廢棄物、動物糞肥等作成堆肥

　　有機作物因易受到蟲害，基改玉米比有機玉米，平均少九成的致癌性黴菌毒素（例如黃麴毒素和伏馬鐮孢毒素），對於這麼毒的汙染，當然需要標示，確認有機食品免於黴菌毒素。是吧？

　　所有經由照射或化學處理的突變作物，沒有一種標示「突變育種」（基因大翻新）。若需標示，現在天然食品店和有機店，將會忙翻天。

何各言爾志？

　　2011年，美國愛荷華州州立大學單莫利（Phil Damery）等人爲文〈辯論標示基改食品〉，描述在美國國會舉辦「贊成與反對基改標示」會議時，各方角力者的發言。

綠色和平組織

美國綠色和平組織認為美國基改法規「完全」不對勁、造成人與環境的安全風險；因為基改安全性只由農業公司自己做，有效地脫離美國食品藥物管理局監理，該局從未檢視農業公司的報告，只是行禮如儀地呈現農業的結論，當作「實質等同」，顯然規避其任何明示的核准，以推卸責任。但是獨立於農業公司的研究顯示，基改食品造成嚴重的健康風險，也反映農業公司安全測試的不當。

因為農業公司經常阻撓外界同儕評審其產品與安全測試制度，基改食品安全的資訊就很少。基改可能將嶄新未知的基因，從一種食物轉移到另一食物，這些基因可能造成過敏反應（或甚致死）、其他意料外的效應。若無標示，會過敏者不知她們所吃食物，是否包含從其他食物來的過敏基因。不標示就預告缺乏負責，因為攝食而過敏者不能找出過敏原、不能提告肇事者。

雖然意料外的基改食品可能存在，但研究很少，倒是有些農業公司缺乏注意的例子：1996年，研究者驚見基改黃豆含有巴西堅果富含蛋白質基因，也包含堅果的過敏性質。可知基改的風險。

有個研究顯示，蘇力菌接合到數百萬畝玉米、馬鈴薯、棉花，可能讓人過敏。1999年7月，科學新聞報導，有個俄亥俄州工人研究顯示，蘇力菌可引發免疫反應，是過敏的前兆。長期暴露後，會發展氣喘或其發言中過敏反應。

上述綠色和平組織說辭，誇張而無科學根據。

美國消費者聯盟

美國消費者聯盟認為標示基改，對消費者有「健康、宗教、倫理」責任。知情的消費者，是公平與有效運作自由市場經濟的基礎。美國民調顯

示，85%～95%民眾要求標示。

若基改食物這麼安全、基改技術這般偉大，為何不在上面放個標籤，好讓我有所選擇？

—— 哈里絲（Donna Harris）
美國奧勒岡關心食物安全民眾組織

根據我們研究，基改食品與非基改食品有差異，例如，基改作物中含有細菌基因，讓植物產生對昆蟲有毒物質，也許食品藥物管理局認為此差異不重要，但許多消費者認為差異顯著。

美國消費者聯盟誤導民眾，難怪民眾恐慌。

美國食品藥物管理局

美國食品藥物管理局表示，一般而言，經由生物技術，有目的加入食物中的物質，是科學家相當了解的蛋白質、脂肪、碳水化合物，而它們在功能上，與其他常見與安全的蛋白質、脂肪、碳水化合物很類似。因此，這些物質即為安全。

2000年，美國國家研究委員會（國家科學院、工程學院、醫學學院等三院組成）報告《基改抗害蟲作物》指出：「並無證據顯示基改食品吃了不安全。基改作物與傳統育種作物所造成的健康與環境風險，並無特別的差異。」因此，兩者的管制法規相同。但若基改呈現顯著差異，就需標示顯現，例如，更多油酸、多了過敏原。

並無證據顯示，非基改食品更營養、更安全、更健康、更永續。

—— 挈希（Bruce Chassy）教授
美國伊利諾大學食品科學與人類營養系

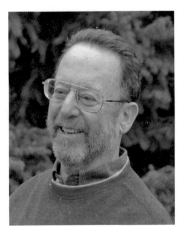

圖3-4　美國伊利諾大學教授挈西

　　密切注意生技的發展，該局以科學為基礎的政策，與時俱進；評估安全的科學原則符合美國國家科學院與世界衛生組織等的方針。關於參議院提出的「基改食品知的權利法案S. 2080」，可能不是最合消費者的利益，因為標示的負擔，可顯著增加生產的成本，尤其是處理匯集蔬果時更是。

　　為維持標示系統的準確度，就需規定所有基改食品在所有製程（種植、收割、製作、配送）均需分離，這就會增加成本、減低經濟規模；所有這些額外的成本，事實上，就如對使用相科技者徵收特別稅，將減少從農夫到販售商的收益，也降低其競爭力、提高售價，最後是消費者支付標示的代價。

基改是史上最受管制的

　　在研發過程與上市前後，科學家注意過敏性、毒性、營養組成與程度、非預期的效應、轉殖基因產生蛋白質的安全性；因此，基改作物是史上最受研究、了解、管制的。

　　標示不是安全的替代品，若食品不安全，就不可上市，因此，標示並非議題。標示並沒提供消費者「知的權利」之背景，美國約半數民眾認爲標示就是警告，因此，將沒問題的產品以標示呈現爲「有問題」，對產銷者與消費者均不公平，則此「誤警」傷害全國（從研發到行銷，從業界到消費者）；劣幣驅良幣地排除基改產品，剝奪大家善用科技的機會。美國標示法規根據健康與安全，若要求無額外風險的產品標示，會傷害國家標示法規與消費者信心，而符合標示的正確執行，也增加管制機構的負擔。

衛福部說明基改標示原則

　　食品可以免標示「含基因改造」成分，主要原因有三：(1)產品製造過程，經過萃取及純化等高度加工，製成之產品中完全不含遺傳基因及蛋白質成分。(2)產品經過長時間之發酵及分解過程，原本存在的遺傳基因，已完全分解破壞，不再具有完整之遺傳訊息；原本存在的各種蛋白質大分子，亦已分解爲胺基酸或者是很短的胜肽分子，也不再具有蛋白質結構及功能性。(3)使用目前最先進的檢驗儀器設備，均無法確認該產品之原料是否來自基因改造作物。

　　例如下述三類：(1)玉米澱粉可能來自傳統玉米或是基因改造玉米，但經過萃取及純化等加工流程，製成玉米之基本結構及功能都是一樣的。(2)液體果糖製程係將澱粉先水解爲葡萄糖分子，再進一步由「固定化酵素」轉化爲果糖，其原料來源主要有樹薯澱粉及玉米澱粉（來自基改玉米），但不論其原料是否爲基因改造，製得之果糖都完全一樣。(3)釀造醬油時，黃豆爲其原料之一，市面上的化學醬油，脫脂黃豆粉爲主要原料，在經過發酵或酸水解過程，原料中的所有DNA及各種蛋白質分子，都會完全分解，所以最後製得的醬油產品，無法檢測其原料黃豆或豆粉是否爲基因改造。

另外，反基改者宣稱，台灣每年進口黃豆為作飼料的基改豆。實情是，我國進口黃豆沒有分食用級與飼料級，全是食品級。

修法傀儡劇突顯外行操縱科學

2015年4月，衛福部食藥署召開「含基因改造食品原料之標示」專家會議，T立委坐在主席旁邊，一直要求嚴修基改法規，與會專家與筆者解釋沒有必要，例如，該立委堅持標示字體要從2公釐放大5公釐（警示基改），可是她不知，人類使用基改食品二十年來，從無一傷亡個案，但是為何有害的過敏源卻只要標示2公釐字體（比基改更缺警示），而她並不要求放大字體？總之，就像要特別警示不害人的好人，卻放過害人的壞人。

T立委明顯主導會議，因官員怕她，預算和烏紗帽掌握在她手中；她不解基改科技，好發議論而引喻失義，結果，有生化科學家「憤而離席」。T立委說立法已經通過，就要照著做，但實情是由其同夥「人為」操弄而訂，但科學是放之四海皆準的，她們不解科學，居然「自由心證」地訂立法規，而要科學配合它？又如某聯盟的發言充斥「誤解科學」，但「真好運」，有個立委在執行她們的反基改信仰（護航）。

因缺共識，會議無結論，隔週再論，結果，T立委找來三位「專家」，但所言均缺基改專業，例如說「有人贊成基改，但也有人反對，因此，無定論」等。其實，即使今天，在美國仍有人堅持「地球是平的」，難道地球是否圓的，就無定論？主席對T立委實在順從「交心」，會議中一直照她意思主導會議；又如，在會議結論後，還問她是否如她所願。

立委等人「嘴硬」，說標示只是廣告，不願承認標示基改是因誤解而害怕基改，心知肚明地要用標示來封殺基改食品，但侃侃而談時，不小心就露出馬腳，溜嘴說民眾疑慮等。為何民眾會害怕？因她和同夥一直灌輸民眾基改有害，媒體樂於刊登其聳動說辭，然後她們說：「你看，民眾就

是害怕。」其實，「傳統育種也是基改」，只是反對者不解。若真要瞭解基改，需要相當的時間和心力，她們願意嗎？不！這麼久了，她們還是不解基改科學，會議中所言即是證明。

骨子裡：恐慌而不求知

反基改者一直要求「食物內含什麼？」，其實，只是要以「知的權利」封殺基改。

若他們真要知道「食物內含什麼？」，則他們就要認真學習基改知識，實際了解傳統育種的內涵、世界衛生組織的基改安全聲明等。這需要相當的時間和心力，他們願意付出以求解嗎？標示「基改」，就讓民眾「望文生義」，了解基改安全或不安全嗎？

恐怕不然，因為他們志在反對與驅逐基改，而非「了解」。要求標示只是托詞，假借公權力打壓基改。

國內反基改者只知引用非專業或邊緣科學家錯誤的論調，卻不願想想世界衛生組織、英國皇家學會、法國國家科學院、美國國家科學院等遠遠更可信的聲明，則他們的標示只是要封殺基改，而非真要民眾以知識做抉擇。

誰真的在乎「了解」？美國醫學學會是其一，因為它指出，除非伴隨著對消費者的教育，否則標示並不值得。

第四章　基改對環境有益或有害？

　　民眾對基改作物與安全的關切中，兩項值得說明，一是基因流，二是抗性。前者指基改作物的花粉等物質可能會傳遞到鄰近可「性相容」作物，後者指若農民太倚賴基改作物（基改作物可抗除草劑，就不節制除草劑用量，而導致雜草抗性…）。

　　一般人「只知」挑剔基改，其實，上兩項自古以來即存在。例如，2013年，歐洲科學院科學指導委員會報告指出，以對除草劑抗性的增加，來指責基改作物，並不公平，因為傳統育種也產生同樣問題。再好的科技也要慎重應用。

　　經常有人猜想基改作物的花粉會散播到野草或野生近親，產生禍害，因擔心轉殖基因的主要效應也會對野草有相同效應。但是，不論是否基改，基因流在植物之間為自然現象。

「花粉授精」的新名是「基因流」

　　基改作物的特殊基因會轉移到別的生物中，讓後者也具有基改作物的特性，到處都是「基改成分」嗎？

　　2000年，英國生技與生物科學研究委員會和自然環境研究委員會，合作研究基改植物基因流的可能性、基因流的可能後果。在2005年，結論是分隔作物就可限制基因流，而基改作物的基因流到土壤細菌，是「微乎其微與很不可能」。至於傳統育種的油菜和其野生近親雜交，在英國每年約有32,000株雜交作物，但雜交株並非「健康」植物，也幾乎不孕。

　　基因流與超級雜草兩問題點出農作管理（輪作和轉換除草劑）的重要性。2001年2月《自然》雜誌上有篇報告指出，在一個長達十年的研究

裡，英格蘭栽種的基改馬鈴薯、甜菜、玉米或油菜，都沒發現像雜草那樣
能使近親種受精的情形。

花粉必須「性相容」

花粉必須「性相容」才有用，例如，玉米花粉需在玉米上才有反應；
舊詞「花粉授精」的新名是「基因流」，反基改活躍分子的用語是「基因
汙染」[1]。民眾擔心新基因「汙染」（甚至驅除）原生種，但是，在墨西
哥玉米的例子，玉米基因一直在流入和流出原生種，轉殖基因出現在原生
種中，就表示某資源永遠失落了嗎？其實原生種一直在改變中，但沒消
失；相反的，加上轉殖基因，它們更多樣化了。不像其先祖類蜀黍，近代
玉米沒有人類幫助就無法繁衍：其核仁緊緊固定在穗軸上，需人干預才能
釋放，不會自行散布，而讓玉米在自然界成為自由物種。玉米總是在強大
的人為挑選中，天擇在此無作用。

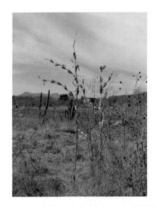

圖4-1　近代玉米的遠祖類蜀黍

1　科學家研究減少基因流的風險，包括隔離、收割後作業；不幸地，反基改
　　者阻擋與破壞田間試驗，然後說：「基改危險，因無安全證明，必須摧
　　毀。」

基因流是在自然現象中加上挑撥情緒？

基因流常被認為是基改作物的危險所在，但就如瑞士伯恩大學植物園長安門（Klaus Ammann）指出，基因流一直在各種不同原生種中發生，也在各種新品種作物中發生，即使這樣，各式各樣的蘋果或穀物，許多年來一直穩定，而其特質也沒消失。

美國植物分子遺傳學教授普拉卡盧（C. S. Prakash）認為，將「基因流」標記為「基因汙染」是個錯誤，並且是在自然現象中加上挑撥情緒。

難怪，美國國家科學院院士費多樂說：「作物與其野生種之間的基因流，到底是不是問題就看你怎麼想：在哪裡種作物？附近是否有野生種能雜交？如何處理野生種？基改花粉為基因汙染之源或是新基因之源？你是有機種植者或是勉強餬口的貧農？」

防止基因流的策略

在環境中，防止基改植物的基因流有兩種策略，一是實體隔離、二是基因圍阻。實體隔離必須在每一個生產階段時進行，作物必須在隔離種植，種地附近無其親近物種或雜草，此外，要有「休耕」；也許最好的方式是有指定的農場，包括專門的收割設備、交通運輸、作物處理、乾燥、存儲系統。

實體隔離的種植由來已久，並不限於近代出現的基改作物，例如，在加拿大，農民種植兩種非基改油菜籽品種，一是「高芥酸」油菜籽品種（天然），此品種含高量的芥酸，若人食用會中毒，是種來萃取作為工業潤滑劑用的。二是低芥酸油菜籽品種（改良），稱為油菜籽（canola，名稱來自Canadian oil, low acid的首字母），其芥酸含量低（低於2%），適用於烹調油。在生長和加工時期，加拿大農民已開發出例行作業系統可分開這兩品種。

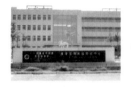
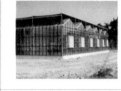
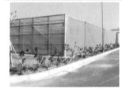
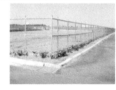

圖4-2　我國農業生物科技研究中心的隔離
　　　　設施

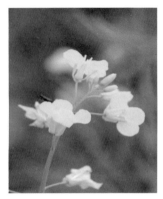

圖4-3　油菜花（加拿大
　　　　人曾基改油菜）

防止抗性的策略

　　美國環保署規定，種植蘇力菌作物的人，必須挪出部分農地種植傳統作物。舉例來說，這些「收容所」（refuge）可以種在蘇力菌作物栽植區外的某個角落，也可以種成一排，把蘇力菌作物一分為二。在收容所裡，已經具備一點抗蘇力菌毒性的昆蟲與沒有抵抗力的個體交配繁殖，就會稀釋抗毒能力。

　　孟山都澄清，蘇力菌作物的商業栽植已經五年了，還沒有發現能抗蘇力菌毒性的昆蟲。該公司聲明，種植蘇力菌玉米和棉花的農人，約有九成遵守規定設立收容所。

　　生技公司的立場也是不希望此種狀況產生，因為如果在短短數年間便產生抗藥性昆蟲，多年的研究成果便無法回收。因此，如何避免過大的環境壓力、減緩昆蟲抗藥性的產生，是生技公司的重要課題，以孟山都的抗蟲棉花為例，該公司便要求契約農民必須種植4%非蘇力菌基因棉花，而且完全不噴藥，或種植20%非蘇力菌基因棉花，但可噴用非蘇力菌的農

藥，以避免過大的生物壓力。

基改影響土壤微生物？

　　擔心基改的環境影響甚多，例如，基改作物根部滲出物對土壤微植物群的效應？

　　2014年，美國佛羅里達大學園藝科學系主任霍塔（Kevin Folta）指出，文獻上迄今只有一篇在低點數期刊的報告提過此議題，這是2003年，丁諾（H. Dinel）團隊用靈敏的方法，分析蘇力菌品系和非蘇力菌品系玉米的植物材料與土壤。聲稱找到各種分子的顯著差異。他們還提到蘇力菌品系玉米對土壤細菌的負面影響。

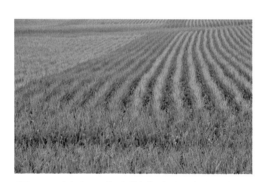

圖4-4　基改玉米中間收容所種植非基改玉米

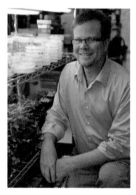

圖4-5　佛羅里達大學園藝科學系主任霍塔

　　但該研究的對照組有問題，然後被過度解讀。作者應測試幾種不同的品系；其結果迥異於其他高水準基因表現分析研究結果（含蘇力菌品系與其對應的非蘇力菌品系對照組基本上等同）。作者說該結果顯示嚴重後果、令人擔憂，但11年來，無人驗證，作者也沒繼續追蹤。

　　幾年前，衛生署食品衛生處陳陸宏副處長專文指出，即使在實驗室最適當良好的環境下，基因改造植物所帶有的標幟基因會轉移到土壤微生物的機率少於十萬億分之一，在田間環境的機率則少於一億億分之一。

所謂「超級雜草」並沒啥超級

　　媒體喜歡發布「抗除草劑基改植物與其野生近親導致『超級雜草』」的頭條新聞，但是超級雜草並沒啥超級，它們只是可容忍某特定除草劑的植物，而已出現在傳統農作中的，可用不同的除草劑或輪作方式去除。

　　環保團體力倡「基改將促成超級雜草的興起，導致環境毀滅」，諾貝爾獎得主華生語氣堅硬地回應，擔心抗殺蟲劑的基因會透過物種間的雜交，從基改作物轉移到雜草，固然是可想像的，但不可能大規模發生，因為跨物種的雜種一般很脆弱，競爭力不足，不適於生存。當其中物種已經馴化，在人類特別照顧下才得以繁衍時，此情況更明顯。

　　假設抗殺蟲劑基因的確進入雜種族群，也存活了，這不會是世界末日，其實是農業史上經常發生的案例：害蟲在面對根除它們的企圖時，抵抗力也跟著增加，著名例子是使用DDT後，害蟲演化出抵抗力。

　　農夫使用殺蟲劑時，天擇就會篩選出抵抗力強的物種（演化是個聰明能幹的對手），結果是科學家必須重頭再來，研發更厲害的殺蟲劑，而害蟲又演化出抵抗種；然後整個過程又翻新重來。害蟲抵抗力的增強實在是「絕境中逼出」的結果，並非針對基因改造而來，天擇演化正是自然界的現實。

超越反基改者假想

　　2001年2月7日，英國廣播公司發布〈基改作物超級雜草說受挑戰〉指出，一項歷時十年的研究結果發現，基改作物不會變成超級雜草。因為環

保人士擔心，基改作物可能與野生植物雜交，產生像雜草一樣蔓延生長的作物後代。然而，位於英國倫敦的帝國理工學院的科學家們發現，土生雜草植物在雜交後，將最終取代基改作物或者普通作物，而尋常作物的壽命比基改作物的壽命更長。

最近《自然》期刊發表結果顯示，經過四年的雜交後，大多數作物均不復存在；十年後，僅有一種尋常的非基改作物仍然生存；基改因素不會幫助作物在野生雜草環境中存活，無生態上的優勢。

一些研究說有證據顯示基改作物導致超級雜草，例如，野芥菜和基改抗除草劑油菜產生之間發生異花授粉，產生兩雜交植物，但結果發現，其一不孕，另一早夭而無法決定其真正的雜交狀態。

基改作物沒比非基改更傷環境

2010年，美國國家研究委員會出版《基改作物對美國農場永續性的影響》指出，一般而言，對於美國農民，與傳統農業相比，基改科技產生相當多的環境效益和經濟效益；比起傳統育種，基改作物對環境的不良影響較少，所用的農藥對非目標生物的毒性較低，所用的農藥在土壤和水道的持久性較低。

種植基改作物的農民，在許多情況下，經歷較低的生產成本、更高的產量，因為處理控制成本更低、蟲害損失更少。種植基改作物讓許多農民收益更多，因為使用較少量或更便宜的殺蟲劑即可，尤其是，在基改作物問世前，遭受大量害蟲與不易對付害蟲的地區。

2010年，歐盟也發表報告指出，基改作物本身並沒比非基改作物更具風險。

1996年起，開始種植基改抗蟲作物，其增加速度甚快，效果也持續。數據顯示，開關許多非基改植物收所和抗性的隱性遺傳，是影響演化出抗

性的兩個關鍵因素。環保署規定的收容所策略，加上業界提倡此戰略，很可能有助於增加所容所，並延緩主要害蟲抗性的抗蘇力菌的演化。

　　基改作物的農民應該採用更多樣化的作業，例如，輪流換除草劑、改變使用除草劑的順序、混合一種以上的除草劑、設備的清洗、減少具抗性雜草的傳播。聯邦和州政府機構、產業界、大學、農民組織和其他相關者合作，記錄出現的雜草抗性問題，並開發具有成本效益的管理，以維護基改作物的有效性。

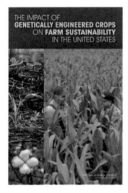

圖4-6　美國國家研究委員會報告《基改作物對美國農場永續性的影響》

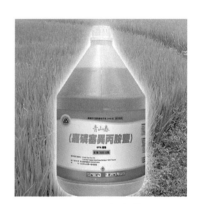

圖4-7　嘉磷塞農藥

抗性：古來的自然演化

　　嘉磷塞控制數百雜草，在美國，12種雜草已經發展出抗藥性，但它仍控制數百種。2010年，美國國家研究委員會的報告指出，農民過度倚賴基改能力，會產生抗藥性，例如，自1996年引入抗嘉磷塞基改作物，已有10種雜草在美國發展出對嘉磷塞的抗性，相對地，自從1974年嘉磷塞農藥上市以來，全球沒有種植抗嘉磷塞基改作物的地方，只有7種雜草產生抗性。

反基改者宣稱基改導致超級害蟲與雜草，但這是耕作者缺節制的後果，其他方式的耕作也會遭遇同樣困境，解決之道是實行「有害生物綜合管理」，其內容包括輪作。

傳統農藥傷及無辜

傳統噴灑殺蟲劑消滅害蟲的方法也消滅了許多有益昆蟲，這種方法並不像抗蟲基改作物那樣具有消滅特定害蟲的專一性。為何反基改者不抗爭傳統方式？

即使保育者也有相同的觀點；在2004年，國際保育自然聯盟（International Union for Conservation of Nature）要求停止釋出基改生物，但在2007年，卻發表報告指出，並無明確證據顯示，上市基改生物對生物多樣性有直接負面的影響。一些基改作物產生化學物質殺死咬食的昆蟲，就可少用或不用噴灑殺蟲劑，因此，就比較不會傷及無辜（周遭生物），所以，較不影響生物多樣性。2006年，美國亞利桑納大學昆蟲教授卡列爾（Yves Carriere）指出，抗蟲棉花比傳統棉花少噴灑殺蟲劑。

1998年，英國開始四年的「農場規模評估」基改抗除草劑作物，這是有史以來最大規模（超過兩百處農地）基改作物環境影響評估。2003年發表研究成果。研究對象是基改與非基改的四種作物（冬播油菜、春播油菜、甜菜、玉米）。

其結論是(1)對於春播油菜與甜菜，非基改作物比基改作物的，有更多的昆蟲（蝴蝶和蜜蜂……）、更多的雜草（與其種子）以提供昆蟲食物和住所，一些動物的食物（特別是農田鳥類），雜草種子是重要的；(2)對於玉米，則情況相反；(3)對於冬播油菜，沒有差異。另外，差異的原因不在於基改與否，而是農夫使用不同的管理方式（包括除草劑量）。比較各種場地生物多樣性，「不同作物」導致的差異比「基改與傳統」導致的差異還大。

反基改者相反的詮釋

研究者強調上述差異並非基改所致，只是基改作物讓農夫有新的雜草控制方式；因為此研究，政府批准基改抗除草劑玉米的種植。但是反基改者卻詮釋為，此研究結果表示基改作物對環境有害。

基改作物有助於環境，例如，因為減少使用農藥與翻土，而減少碳足跡。因為基改性狀通常具有特定針對性（某害蟲……），而不像化學藥劑會傷及益蟲等非針對目標。

—— 英國科技諮詢委員會，2014

2002年，美國農業科技協會（1972年成立的非營利組織，來自1970年美國國家科學院主辦會議的衍生）出版《比較基改黃豆、玉米、棉花與其傳統植物的環境衝擊》，結論是包括生物科技產生的黃豆、玉米、棉花，未構成特殊與傳統育種所得作物有別的環境風險。大約同時，另有研究顯示，基改作物在自然棲地長期表現（四作物、十二棲地、前後十年），基改作物的入侵性與久存性均未高於對照的傳統作物。

1997年，德國農業AgrEvo公司測試耐除草劑油菜轉殖品項報告，評估發芽、種子生產、淨代換率、競爭力（株數與生物量）、侵略指數、農藝性狀、抗病蟲力、環境逆境反應、種子發芽（室內測試、田間自生族群）、殘留效力與對其他除草劑敏感度（化學休耕狀況）等。這些項目中僅少數測試地點的基改油菜有成熟期延長現象，其餘均與對照系統無差異或更不具雜草性。

我國農委會的說明

為了因應民眾擔心基改作物對環境的影響，我國農委會專家也研究其

中各式議題。首先是野化問題，抗除草劑黃豆與玉米等作物是否會野化為「超級雜草」？基改作物野化的可能途徑有二：(1)抗除草劑作物由於導入的基因，使其產生具有雜草特質的適應力與競爭力。(2)抗除草劑作物與其野生近緣種雜交，經由花粉傳播形成基因流，而成為具有雜草優勢的近緣種。

　　野茼蒿為菊科假蓬屬一年生雜草……普遍生長於臺灣全省低海拔之溝邊、路旁、休耕田及果園……繁殖潛勢極強，且株型高大，經常造成農田管理之困擾。野茼蒿抗除草劑的現象，於1980年代已發生於日本及臺灣的果園、蔬菜田及路旁，出現抗巴拉刈……的野茼蒿，經由更換使用嘉磷塞藥劑之後，臺灣的抗巴拉刈野茼蒿族群逐漸減少，已不易發現。

—— 袁秋英等人，2006年
農委會農業藥物毒物試驗所

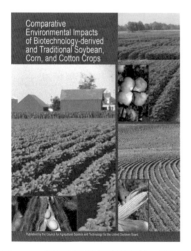

圖4-8　美國公益組織報告《比較基改黃豆、玉米、棉花與其傳統植物的環境衝擊》

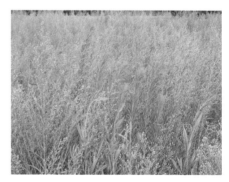

圖4-9　野茼蒿

農委會專家指出，英國倫敦帝國學院於1990 年起，針對基因改造的玉米、甜菜、油菜、馬鈴薯等，進行繁殖力與環境耐性的田間試驗，結果四年內四種轉基因作物皆自然死亡，且玉米、棉花、黃豆等作物一旦離開栽培環境，不易存活。雖然抗除草劑油菜可於非耕地存活，但在缺乏藥劑的環境下，抗藥基亦不具特殊功能。同時抗嘉磷塞作物並不會產生大量種子，其產量與傳統品系者無顯著差異，因此，基因改造作物在非栽培環境中不易發展為「超級雜草」。

要有近親才有風險

其次是基因汙染問題，加拿大為基改油菜的主要生產國，約八成帶抗除草劑基因；當地的研究顯示，栽培種與野生的雜交比可高於13%，但與其他十字花科野生種的雜交率則甚低。加拿大抗除草劑小麥的研究顯示，花粉汙染的問題不大。

一般而言，自交作物的天然雜交率低。俄羅斯的研究顯示，基改黃豆僅在授粉的狀況下，有少數可與野生黃豆雜交結實。中國大陸的研究發現，栽培水稻的基因可於自然狀況下，轉移至近距離的野生稻。缺野生近緣種的地區，此類汙染不具重要性。台灣栽培的作物大半源自其他地區，本地多無同種或同屬的野生植物，將來此方面的問題不大。

基改的風險遠低於外來植物的

另外是對土壤微生物的影響，例如，基改木瓜與非基改木瓜土壤的溶磷細菌、固氮細菌、蛋白分解細菌族群數，於試驗期間變動不大，均無顯著差異。在種植基改木瓜的土壤中，總細菌數比種植非基改木瓜的土壤總菌數低。在土壤微生態試驗中，無抗藥性基因移轉現象。

基改植物多僅涉及單一或少數基因的改變，其對環境可能影響遠低於

外來入侵植物，因爲任何入侵植物均可將其全部基因引入環境。台灣入侵植物問題非常嚴重，低海拔地區肆虐的種類近百種，菊科即有小花蔓澤蘭、銀膠菊、香澤蘭、大花鹹豐、豬草、美洲闊苞菊、翼莖闊苞菊、掃帚、加拿大蓬、紫花藿香薊等種類，經由侵占棲地、排擠弱勢植物、改變關連物種等，造成高度危害。

精耕農地以外的棲地中，滿目所見多爲入侵植物。台灣目前研發的基改植物如木瓜、水稻、番茄、甘藍菜、菊花、瓜類等多屬高度馴化或野生力弱的種類；外來入侵植物相較之下，基改作物的雜草風險即顯得微不足道。

英美的科學聲明

英國科技諮詢委員會給首相的報告指出，害怕基改作物的一大原因是，種植在環境中，就如將精靈放出瓶外。猶如看待外星怪物，害怕基改作物或其基因會侵襲與損害現有的生態，若種植了，就難以消除。但是，此害怕並無證據根據，因爲觀察到的環境效應，種植基改的與非基改的並無差異。

全球的基改抗蟲作物，讓「殺蟲劑環境衝擊」減少18.1%，也減少溫室氣體排放（在2011年，約相當於1022萬輛車排放量）。因爲增產與少噴灑農藥，蘇力菌棉花明顯增加農民收入，在2011年，額外收入爲67.3億美元。

現有的基改作物受農夫歡迎，因爲容易控制雜草或害蟲，成本就低，而收入增高，例如，從1996年起（至2013年），估計全球玉米農夫收入增加258億美元，也增加全球棉花價值11.6%。

—— 英國科技諮詢委員會，2014年

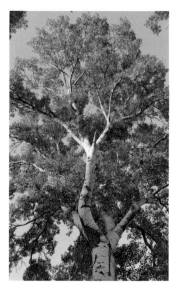

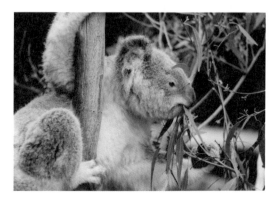

圖4-10　白楊樹　　　　　　　　　　圖4-11　桉樹

　　已批核種植的基改樹林植物，是在中國的抗蟲白楊樹，有兩品種分別種於2002年、2011年。目前正在田間實驗的包括美國栗樹，表現草酸氧化酶基因，抗「栗疫病菌」（也正摧殘英國栗樹）；另一種是抗寒桉樹，作爲生物燃料用。

歐盟恐慌而落後與浪費

　　遠比傳統育種嚴謹的管制措施，使得基改作物上市需要多費一到兩千萬歐元，讓中小企業和公立機構不敢跨入，研究也跟著受阻，例如，在英國，申請田間實驗的數目是37（1995年）、1（2012年）。甚至，跨國大公司也從歐盟抽身了。歐洲科學院科學指導委員會等單位，已經指出，目前歐洲嚴謹的管制程序，並無合理的根據。對於人與其他動物的健康、環境、未曾預見效應等，並無可信賴的資料顯示基改具有本質上的風險。

一般均認為歐盟的管制作法，是全世界最嚴謹的。因此，歐盟在全球基改競爭上，已經逐漸落後（尤其是美國與中國），也與知識為基礎的生物經濟漸行漸遠。在美國，以基改抗蟲玉米為例，費用約550～1150萬歐元高於非基改玉米；若在歐洲，則可能更貴（1998年起，已無申請案可比較），尤其是在歐盟至少每十年要重新申請一次。

又如，羅馬尼亞在加入歐盟前，廣種基改黃豆，輸出到歐盟。加入歐盟後，不許種植，結果，歐盟補貼羅馬尼亞，又付錢給南美和北美農夫（買進進口黃豆）。

來自德國的研究

2014年11月3日，於《科學公共圖書館線上期刊》（PLOS ONE），德國哥廷根大學農業經濟與農村發展教授科厲普（Wilhelm Klümper）和科恩（Matin Qaim），發表〈基改作物影響的整合分析〉，資助者為德國經濟合作與發展部、歐盟食物安全計畫。收集1995～2014年間，總共147個原創研究。

其結論是：使用基改技術，減少農藥37%、增加作物產量22%、增加農夫收益68%；比較抗蟲作物與抗農藥作物，前者的增產與減少農藥均比後者多；比較發展中國家與已開發國家，前者的增產與收益均比後者多。產量的增加來自更有效的控制害蟲與雜草、減少作物損失；開發中國家小農的收益最大，大量減少農藥，對農夫健康與環境（益蟲等）均有利。

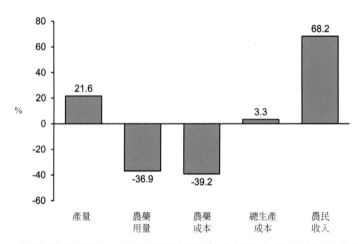

圖4-12　基改的優勢可由比較種植基改與非基改作物的差異看出：產量
多21.6%、農藥用量少36.9%、農藥成本少39.2%、總生產成本多
3.3%、農民收入多68.2%（德國與歐盟資助研究1995～2014年間
成果）

　　由於基改作物在1994年才開始，本研究可說，已囊括歷年成果，證據
明確，應有助於逐漸增加公眾對基改的信任。

　　2012年7月，《美國國家科學院院刊》（PNAS）登出德國哥廷根大
學農業經濟與農村發展教授卡哈基（Jonas Kathage）團隊之作〈印度蘇力
菌棉花的經濟影響與動態〉，分析2002～2008年間資料，結論是，小農種
植基改蘇力菌棉花，因為害蟲減少，每英畝（40公畝）增產棉花24%、收
益增加50%，生活水準上升18%。種植基改棉花的福祉很穩定，甚至與時
漸增。

　　著名英國顧問公司PG Economics，每年統計基改作物的情況，2009
年發佈報告《聚焦於產量》（Focus on Yields），分析1996～2007年間
的全球狀況，例如，墨西哥種植抗除草劑黃豆，產量增加9%；羅馬尼亞
31%；菲律賓15%（抗除草劑玉米）、24%（抗蟲玉米）。

研發基改樹木

1988年起，科學界已經開始研究基改樹木，其研發實例，包括抵抗害蟲、疾病、不利的環境條件、除草劑等。大部分的研發在紙漿和造紙方面，例如，減少木質素含量，以降低製造紙漿的成本。

例如，桉樹（尤加利樹）原生於澳洲，是無尾熊的食物。其精油萃取物具有醫藥價值；其木材可供建築家具、燃料、紙漿等。基改桉樹可提高纖維素含量，降低木質素含量，進而提高製漿得漿率，並降低化學製漿過程藥品之使用量，降低能量損耗。

2010年，美國農業部批准基改抗寒桉樹田間實驗。桉樹比天然闊葉樹生長更快，能製造高品質的紙漿，但只在非常溫暖地區生長，美國某公司研發可抵抗冰凍氣候的桉樹。基改桉樹生長快速，可以利用較少的土地生產更多木材，從而可保護更多的天然森林。抗寒桉樹，也作為生物燃料用。目前正在田間實驗的包括美國栗樹，表現草酸氧化酶基因，抗「栗疫病菌」（也正摧殘英國栗樹）。

在美國，有些基改果園樹種已核准上市，包括木瓜、李子。

目前，相對於黃豆等作物，樹木很少有基改研發和上市；原因包括，基改樹木可能需要完全不育；基改樹木與其對應非基改樹木的表現型相似，大多數為不超過三代的人工擇種，因此，轉殖基因經由授粉傳遞到相容野生物種的風險很高；樹木的種子和花粉可能廣泛散布；等待樹木的收穫期相當久。

中國試圖阻止大量國土的快速沙漠化，而種植許多楊樹（「綠牆」）。但此單一植物被昆蟲傷害。聯合國糧農組織和聯合國發展計劃署，幫助中國開發抗蟲基改蘇力菌楊樹。有兩品種分別種於2002年、2011年。2004年，中國林業科學研究院通報糧農組織，已經種植百萬顆楊樹。

反對者認為，不能隨便人為修改「世界之肺」，封基改樹木為科學怪

樹（Frankenforest）；但實際上，人類已經大量修改樹木，包括接枝等操作。

美國農業部的聲明

2014年，美國農業部的報告《美國的基因工程作物》（Genetically Engineered Crops in the United States）指出，15年來，基改蘇力菌作物減少使用殺蟲劑。

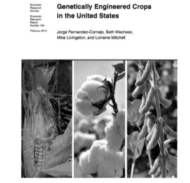

圖4-13　美國農業部的基改作物報告

雖然研究和開發的速度（以農業部批核的田間試驗的數量來衡量），在2002年達到頂峰，其他的衡量顯示，生技公司繼續迅速地開發新的基改種子。此外，美國農民繼續穩定速度採用基改種子，多重（堆疊）性狀的各式種子品種，也快速增加。採用基改抗蟲作物已經減少殺蟲劑的使用，基改抗除草劑作物已經讓嘉磷塞替代更毒與更持久的其他除草劑。然而，過度依賴嘉磷塞、缺乏多元性的雜草處理作業等，使得一些雜草演化出具嘉磷塞抗性。

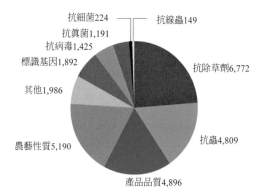

圖4-14　美國農業部核准的各式基改性狀數（2013年止）

　　2013年，美國農民種植約1.69億英畝的基改作物，約占作物總耕地的一半；基改抗除草劑黃豆則占所有黃豆耕地的93%；基改抗除草劑棉花則占所有棉花耕地的85%。2012年，全球28國種植，約達4.2億英畝的基改作物，其中以美國種地最多，約占41%。

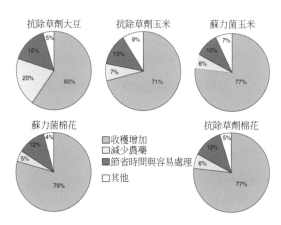

圖4-15　美國農民種植基改作物的原因（2006～2010）

基改的外溢效益

　　種植基改作物，具有外溢效益，助益附近環境較少害蟲。農民種植基改蘇力菌玉米和棉花時，普遍使用較少的殺蟲劑。種植基改種子與非基改種子，玉米殺蟲劑的使用量減少，在2010年，只有9%的所有美國玉米農夫使用殺蟲劑。玉米農場的殺蟲劑使用量，從1995年的每英畝種地使用0.21磅，下降到2010年的0.02磅，這和過去十年來，歐洲玉米螟持續下降的情況相符，為採用基改蘇力菌作物的直接結果。

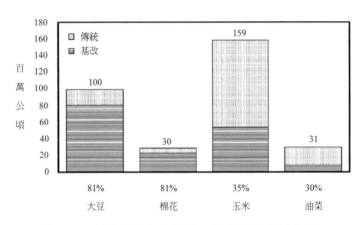

圖4-16　全球種植作物面積：比較基改與非基改

　　種植基改作物時，農民應該提昇管理作法，包括以不同的作業方式施用多種除草劑、作物輪作、種植無雜草種子、定時檢視田地、清洗設備以減少雜草傳播到其他田地、維護田地的邊界。

　　種植基改作物與增加家庭總收入相關，因為農事的管理變少，使得農民能有時間增加種植、從事非農地工作。即使種植基改作物沒增加收入，但可產生非金錢的效益，包括處理雜草的簡化與便利、更安全、更多自由時間。

能說基改導致更用農藥嗎？

　　2010年，美國國家研究委員會出版《基改作物對美國農場永續性的影響》指出，種植基改作物後，嘉磷塞（較不毒）大量取代其他農藥（更毒）。例如，在基改抗嘉磷塞黃豆作物方面，1996年，其他農藥量約每英畝農地施用0.98磅，嘉磷塞約0.17磅，種植基改黃豆的比率約一成。到2007年，其他農藥量約每英畝農地施用0.1磅，嘉磷塞約1.16磅，種植基改黃豆的比率約九成。

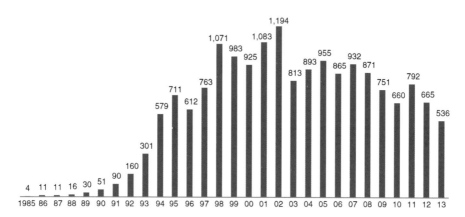

圖4-17　美國農業部核准的基改生物數（2013年止），反映基改研發趨勢

　　因此，當美國大量改種基改黃豆時，「總農藥量」確是稍增（由每英畝1.15磅增為1.26磅）。但是農藥毒性巨量減少。

　　反基改者似乎擷取「總重量」比較，卻不說明，更重要的影響因素「總毒性」；這就誤導民眾了。

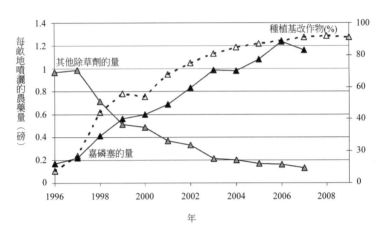

圖4-18　噴灑大豆作物的除草劑用量、種植基改抗除草劑大豆耕地的占比。「基改抗除草劑大豆耕地的漸增、噴灑漸增的嘉磷塞、漸減的其他除草劑」，三者密切關連。

基改有助於生物多樣性嗎？

反基改者推出「基改危害生物多樣性」，以消除基改。其論調就如綠色和平組織所指責：以不自然發生的方式操縱基因，讓科學家「創造」（所以是增加而非減少生物多樣性囉？）生物；基改生物汙染環境。

但是，2010年，歐盟發表的報告《歐盟資助基改生物研究十年2001－2010》指出，基改生物並不比傳統的植物育種技術更傷害環境。2007年，國際保育自然聯盟指出，並無明確證據顯示，上市基改生物對生物多樣性有直接負面的影響。因基改作物自力護己，就可少用或不用噴灑殺蟲劑，因此，就比較不會傷及無辜（周遭生物），所以，較不影響生物多樣性。

2003年，英國「農場規模評估」，結論是比較各種作物場地生物多樣性，「不同作物」導致的差異比「基改與傳統」導致的差異還大。

傳統噴灑農藥也消滅許多有益昆蟲，但基改作物具專一（針對）性，

而非濫殺無辜，使用的農藥對環境也更友善；基改可輔助作物對抗更熱和更冷等氣候變遷環境，又可增強作物抗旱耐澇能力；這均爲增加生物多樣性的務實作爲。

至於反基改者宣稱，基改導致單一作物而違反多樣性，則那更是托詞，因爲有史以來，人類農作就是逐漸走向單一作物（經濟規模效率等因素）。解決方式之一在減少人口數，但人已躍昇食物鏈之上端，若要維護生物多樣性，則要跟其他生物分享食物，但世界人口大增，食物需求跟著大增，這是矛盾的。

綠色革命之父布勞格指出，環保運動志在減少生物多樣性的損失，但諷刺的是，反基改分子的主張（傳統方法產量低），則需增加耕地（亦即，減少綠地和野生動物），然而，反基改狂熱分子繼續發動宣傳和破壞活動（基改實驗田等）。

第五章　反基改者常引述的事件

　　反基改者經常舉數例為證，指責基改就是有害健康與環保。其流傳廣泛，嚴重誤導民眾的認知。

基改蘇力菌作物傷人嗎？

　　1938年法國率先拿蘇力菌當殺蟲劑。有機農業者很喜歡使用蘇力菌殺蟲劑，認為它是「自然」而非「合成」的。它在陽光、受熱、乾燥下會分解。蘇力菌會在孢子中產出Cry（crystal，晶體般）蛋白質（「殺蟲結晶蛋白」），這些蛋白質和昆蟲消化液（鹼性pH 8～10）接觸後，即成為毒素。

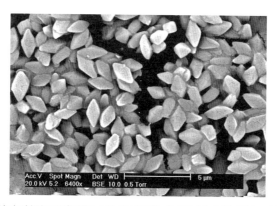

圖5-1　蘇力菌孢子與雙三角錐晶體（圖下方尺標顯示其尺寸）

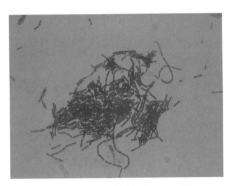

圖5-2　蘇力菌放大1000倍

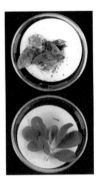

圖5-3　基改蘇力菌花生葉免受秸稈螟幼蟲損害

　　但此毒素對人體無傷，因為人體消化液相當酸（pH 1～3），晶體不會溶解，不會釋出毒素。即使會在人消化道中釋出，它仍不具毒性，因為人體細胞缺乏和Cry蛋白質反應的受體。

　　蘇力菌對昆蟲種類有特異性，對鳥類、爬蟲類、哺乳類無害。至今已發現超過170種結晶蛋白，其中十六種已被美國環保署核准使用。為了安全，美國環保署要求三重測試措施，首先是實驗室動物，包括蟲鳥魚和哺乳類，在百倍於農場噴灑劑量下實驗，若無毒性才可過關。第二道實驗是動物受到多次暴露。第三道是兩年的餵食實驗。

　　至今尚無任何蘇力菌殺蟲劑還需經第二道實驗，因此美國環保署並不規範其在作物上的殘留量；例如，蘇力菌可在收成前直接噴灑在番茄上，然後摘下來食用；環保署不要求販賣前清洗。相對於其他殺蟲劑，這實在是「很優惠的禮遇」。

　　大部分蘇力菌殺蟲劑包含四種蘇力菌毒素，以控制各種害蟲，因為每種結晶蛋白只對特定昆蟲有毒，有些毒死舞蛾、十字花科蔬菜擬尺蠖、棉鈴象鼻蟲等，其他的（尤其是Cry1Ab、Cry9C）毒死歐洲玉米螟蟲（玉米農夫的大敵）。

減少九成的致癌性黴菌毒素

若噴灑在作物外表，遇到紫外光時會快速分解，若產生於作物內則可免於紫外光作用。以蘇力菌為農藥的觀念在基因工程開始後，即可派上用場：將蘇力菌毒素插入作物的基因體，而非天女散花般、漫無目標地噴灑在作物田。優點是只有吃作物的昆蟲才會中毒（不像外用農藥般殺無赦），而且作物全身均具毒性，不像傳統噴藥只保護到外表的莖葉而無力照顧到根部和作物內部組織。

因此，基改玉米比有機與傳統玉米，平均少九成的致癌性黴菌毒素（例如黃麴毒素和伏馬鐮孢毒素，它會導致馬和豬的病死、甚至可能導致人的一些癌症）。這對人類是大好消息，因為黃麴毒素具強烈生物毒性，是目前為止最強的致癌物質，具有極高的熱安定性（280℃以上），不易被一般加工方法所破壞或去除。進入體內後，黃麴毒素主要在肝臟內代謝。黃麴毒素與肝癌有密切關係，還會引起組織失血、厭食等症狀。

基改玉米遏止歐洲玉米螟蟲，它鑽開玉米粒時，就是為黴菌打通路；結果，伏馬鐮孢毒素可在各地玉米中找到，在溫暖和亞熱帶地區尤其嚴重；2000年普查發現美非亞各地，玉米含毒素的比例六成到八成。阻絕方法是減少黴菌穿洞進入玉米，例如殺死玉米螟蟲。因此，蘇力菌就可保護玉米，在美國有研究發現蘇力菌玉米降低九成多的伏馬鐮孢毒素，類似結果也在法國、義大利、西班牙發現。

符合有機農作的哲理，卻遭盲目反對

有機農作者強烈反對基改蘇力菌作物，但是將產生蘇力菌毒素的基因轉殖到作物中，只減少咬食作物的害蟲，而不傷及無辜，恰好符合有機農作的哲理，為何反基改蘇力菌者不願接納呢？

美國農業部認為需要管制的產品是根據其風險，而非生產方式；因此

諸如「能將染色體加倍的秋水仙鹼、輻射突變法」等有機團體使用的改變基因技術，和基改均一視同仁地平等對待。

反對基改蘇力菌玉米者批評：「殺死棉鈴蟲的自然寄生天敵、幫助其他害蟲的增加；其成功只是短期的，因為棉鈴蟲將會變成有抗藥性」；其實，幾十年來，農夫已經廣泛地在有機作物上噴灑蘇力菌（但抗藥性情況尚少）。蘇力菌轉殖保護作物也只是人類在演化歷程，「軍備競賽」中暗助作物一臂之力的例子，因此若昆蟲接著演化出抵抗蘇力菌毒素的能力，就不足為奇。

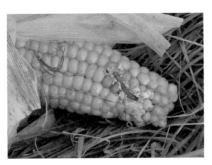

圖5-4　玉米螟蟲為黴菌打通路

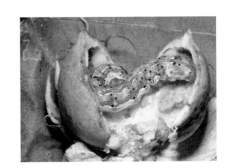

圖5-5　棉鈴蟲

人蟲和平相處，只有當昆蟲侵犯人類糧食作物時才受到制裁。

基改玉米引起過敏嗎？

大部分基改玉米使用Cry1Ab蘇力菌，但美國星聯（StarLink）玉米是唯一使用產生Cry9C的蘇力菌。美國環保署測試此兩種蛋白質，Cry1Ab易於消化，在烹煮後無作用；即使在相當高劑量（每公斤玉米中含四公克），也不至於對實驗室動物產生毒性，因此美國環保署批准Cry1Ab可給人食用。

　　但是Cry9C只被核准餵食動物，因混合胃酸和消化酵素後，Cry9C不像Cry1Ab那樣快速分解；抗拒消化是評估潛在過敏源的標準之一，但這並不表示Cry9C會讓人過敏，只是「嫌疑」而已。美國環保署要求進一步的實驗，以決定是否核准供人食用，此時，開發星聯玉米的安萬特（Aventis）公司決定先當動物飼料賣，待更多實驗後才申請供人食用。

　　農夫買了星聯玉米種子，應照規定在星聯玉米田地和其他玉米田地之間，空出660英尺緩衝地種植其他作物，不可共儲存在同一大穀倉中，也不可將星聯玉米賣給人食用。安萬特倒是負責地調查農民是否違規，在1999年12月向環保署回報結果（普查230人，其中29人不知規定等），但沒採取行動（約束農民等）。

　　幾個月後，召開專家會議建議測試方式，以便獲准供人食用。但在執行建議之前，美國《華盛頓郵報》刊載，有人在「墨西哥捲餅」中發現1%星聯玉米；此「爆料」導致廠商召回捲餅、玉米片等含玉米的食物；後續的補償和訴訟等，讓安萬特公司損失超過一億美元；在2002年完全消除所有星聯玉米。

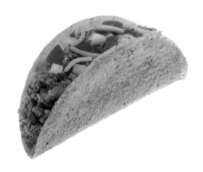

圖5-6　墨西哥捲餅

自我實現的過敏

當時，美國食物與藥品檢驗局一直接到民眾通報，食用墨西哥捲餅等而過敏的通知，該局就請疾病管制中心測試這些民眾，看看血清中是否包含，對Cry9C蛋白質過敏的免疫球蛋白E，結果28位民眾抱怨而來受測，他們確實過敏，但均非對Cry9C蛋白質過敏。

2003年，美國俄亥俄州兒童醫院過敏與免疫主任教授羅森保（Marc Rothenberg）團隊，在《過敏與臨床免疫期刊》發表論文指出，有患者抱怨對星聯玉米至少起3種過敏反應，於是他們實施雙盲實驗，讓該患者攝食「星聯玉米、其他玉米、安慰劑物質」，結果，他均無過敏反應。羅森保說該實驗是食物過敏測試的「黃金標準」，此實驗證據支持星聯玉米「無過敏問題」的觀點。（若測試更多人更佳。）

在2001年7月，美國環保署審核星聯案件，因為安萬特已申請供人食用，而其文件顯示Cry9C蛋白質在潮濕或受熱時（製作捲餅時必須的步驟）更易於分解。環保署科學家也已確認，那些步驟移除了幾乎所有的Cry9C。以上測試由環保組織「地球之友」主辦，包括後續的情況發展，均無法證明星聯玉米含過敏原。2001年，美國政府聲明，星聯玉米不會讓人過敏。

官署自亂陣腳

美國環保署太注重「Cry9C在模擬胃液中沒快速消化掉」，也表態需召回，食品藥物局依法就需執行。此時，業者破產、數百萬消費者沒必要地擔憂是否攝食或暴露於汙染。若我們對待基改作物像其他作物，若官署和消費者都不被反科學恐慌誤導，就可避免這悲劇。

其實，從無證據顯示星聯玉米為過敏原，「在模擬胃液中沒快速消化掉」未必就說是過敏原，官署沒斟酌相關的事實，並無Cry蛋白曾致人過

敏、有疑問的Cry9c不和「任何已知過敏原」具有任何結構相似性；也許環保署太謹慎，尋求Cry9c絕非過敏原的確定性。

食品藥物管理署尚未查明星聯玉米是否危險，就要求召回，只因它尚未被批核。

星聯玉米案件受到全球矚目，均負面而聳動地渲染「會導致過敏」，但其實不然。在英文網路上，「星聯玉米」曾是尋找「基改玉米過敏原」時排行之首。在基改辯論中被忽略的議題是，基改讓食物更安全，例如，蘇力菌作物減少黴菌伏馬鐮孢毒素。

反基改者趁火打劫

美國反基改者史密斯製作紀錄片《遺傳輪盤》（Genetic Roulette）說，成千上萬的人提報被星聯玉米傷及健康，甚至危及生命，他們認為可能與星聯相關。食品藥物管理局無法排除其致敏性，專家說它「中度可能」為過敏原。其蘇力菌蛋白質不能消化，因此可能為過敏原。

史密斯提出對基改作物的未經證實、不合邏輯、煽動的宣稱：「自從基改作物上市，過敏症暴增。缺乏上市後的監督或更好的過敏篩選方法，基改作物應被視為禍首。」其實，美國的食物過敏並無暴增，但在緩慢增加中，且遠在種植基改作物前即是。大多數專家尋找其他因故，包括現代衛生狀況。

史密斯從沒提出證據，證明基改作物導致過敏或任何不利影響，但他以「事後謬誤的邏輯[1]」歸罪於基改作物。在邏輯上，相關並不等於因果

---

[1] 事後謬誤又稱巧合關係，指不正確的推理「如果A事件先於B事件發生，則A事件是B事件的原因」。其實，觀察到事件A在事件B之前的事實，並不證明事件A是事件B的原因。例如，張三感冒，吃感冒藥後發燒，因而推理是感冒藥造成發燒，其實未必，發燒可能是感冒本身造成，未必是感冒藥造成的。

關係，史密斯並沒提出因果關係的證據。

普茲泰遭受委屈嗎？

1998年8月10日，英國羅威特（Rowett）研究所的科學家普茲泰上電視宣稱，基改馬鈴薯傷害老鼠的免疫系統與妨礙其成長，又說他本人不會食用基改食品，而讓國人當白老鼠實驗基改食品，是很不公平的事。普茲泰的話立即傳遍全球，被稱為「中毒老鼠案件」；該研究所迅即被媒體擠爆。

皇家學會不認同其實驗

該所所長檢查普茲泰的實驗，發現那是糊塗帳，於是封鎖其實驗室、實驗紀錄交給稽核委員會、將普茲泰炒魷魚。稽核委員會在1998年10月發表報告，指出普茲泰的數據並不支持其宣稱。英國皇家學會審核普茲泰的研究，找統計、臨床、生理、營養、遺傳、生長發展、免疫等專家過目，結論是普茲泰的實驗設計不佳、統計有問題、結果不一致；例如，老鼠樣本數太少，缺乏統計意義，總之，不應該導出他宣稱的結論；皇家學會建議重做實驗。

但普茲泰又在英國醫學期刊《刺胳針》（Lancet）發表原始結果，英國「生技與生命科學研究委員會」指責該雜誌不該刊出普茲泰的研究。

其次，普茲泰把表現「雪花蓮凝集素」的基因轉殖到馬鈴薯。科學家先在植物上發現凝集素，後來在動物上也發現許多不同種類；凝集素的功能之一是辨認致病細菌和病毒；對植物而言，凝集素是對抗昆蟲的利器，而雪花蓮凝集素則對米等穀物的一些害蟲稍微有毒，其他的凝集素有的毒性相當強。

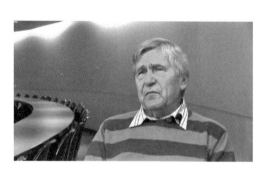

圖5-7　英國普茲泰引發基改恐慌

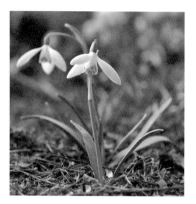

圖5-8　雪花蓮

普茲泰以往的研究顯示，老鼠食用雪花蓮凝集素是安全的。將編碼雪花蓮凝集素的基因轉殖到馬鈴薯和米時，會增加植物的抵抗害蟲能力；因此，雪花蓮凝集素如何影響人類消化道是個重要問題，普茲泰就是想用老鼠實驗求答案。

其實是轉殖入毒物

人類早已食用凝集素，它廣泛存在於大部分植物中，不易被烹煮或消化酵素破壞，而有時導致食物中毒的症狀，例如，菜豆中有一種凝集素，會導致嘔吐和痢疾般的中毒症狀。因為雪花蓮凝集素有可能致毒，作物中若含它就需要釐清其致毒性。

1995年，羅威特研究所受託研究釐清，普茲泰就是實驗餵鼠，比較同一品系馬鈴薯受基改（對照組）和沒基改（控制組）的作用。結果是對照組的器官遠小於控制組，淋巴細胞也受到抑制，因此，表現雪花蓮凝集素蛋白質的馬鈴薯有些毒性。

普茲泰就宣稱此基改馬鈴薯導致毒性，直接上電視公開。但是他的控制組，其實是餵食沒基改馬鈴薯加上純的雪花蓮凝集素；該研究其實顯示

基改馬鈴薯有差別，和原品系也不同。化學分析馬鈴薯凝集素和雪花蓮凝集素等蛋白質，發現蛋白質濃度在基改馬鈴薯與非基改之間有差異，在不同品系的基改之間也不同。因此，普茲泰很可能看到的並非轉殖的DNA之故，而是組織培養引起的變異。

中心盲點：「缺乏適宜的控制組」

生物育種者早知組織培養變異，例如，在馬鈴薯中可能導致毒性差異。普茲泰宣稱基改導致問題，其實沒有證據支持。他的實驗被批評樣本太少，生（未煮過）馬鈴薯本就對老鼠不利。整個事件中居然沒有人看出中心盲點：「缺乏適宜的控制組」。

在普茲泰的實驗中，基改馬鈴薯與非基改馬鈴薯並非相同組織培養（育種歷史），因此不能比較。對於營養學家，普茲泰的結論或可成立，但是對於組織培養專家就可看出其錯誤。組織培養衍生的馬鈴薯和原來的馬鈴薯不同，也許組織變化導致毒性而非新基因呢。

無缺乏適宜的控制組，就不能推論基因工程的安全性。其他的批評包括所有老鼠可能均生病，因其進食只有馬鈴薯。另外，沒有確定是否他開發的基改馬鈴薯，實質等同於非基改馬鈴薯。

衛生署已經澄清

此普茲泰的事件，台灣媒體也廣為報導，弄得人心惶惶。

於是，我國衛生署在2005年5月26日，發布新聞稿「通過食用安全性評估之基因改造食品並無影響健康之疑慮」：有關基因改造食品對人類健康的影響，在2000年5月世界衛生大會期間，便針對基因改造食品的安全性進行廣泛討論，世界衛生組織亦提出相關聲明，認為現今國際市場上流通的基改食品，皆已通過食用安全性風險評估，並不會對人體健康帶來危害。

基改害到帝王蝶嗎？

　　我國K學者質疑：「每年帝王斑蝶由美國中西部農業區大量遷徙墨西哥，這是墨西哥很重要的觀光收入。但是此壯觀的景象在這幾年銳減許多，原因之一就在於除草劑的用量倍增，導致斑蝶的主食草種『馬利筋』數量遽降，到了2008 年田間幾乎已經不見蹤影。這簡直是生態浩劫，基改作物有益環境這樣是非顛倒的話怎能說的出口呢？」

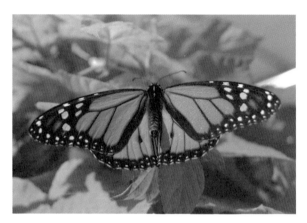

圖5-9　帝王蝶

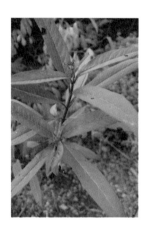

圖5-10　馬利筋

若無媒體的注意，則無事可成

　　故事源頭是，美國康乃爾昆蟲教授羅西（John Losey）團隊，在1999年5月在《自然》發表文章，宣稱蘇力菌玉米花粉殺死帝王蝶幼蟲；結果，紐約時報頭版標題就是「昆蟲世界的斑比」（意指美麗可愛的蝴蝶受到傷害）。此新聞即刻導致反基改的聲浪飆漲，環保團體趁機鼓譟，「地球之友」公告：「若殺死蝴蝶的致命毒素進入我們的食物鏈中，則這些毒物對你和家人有何效應？」

美國關懷科學家聯盟的成員鎂倫（Margaret Mellon）後來對媒體承認：「我們努力讓這議題大量曝光，因為若無媒體的注意，無事可成。」

美國農業部和加拿大農業單位等，因媒體的大幅報導，而聯合大規模研究帝王蝶生態，例如，蘇力菌玉米花粉對幼蟲的效應、乳草聚落、花粉數量、蝴蝶產卵的期間和玉米掉花粉的（十天）到底重疊多久？研究結果2001年9月發表在美國國家科學院論文集，但這澄清時刻不佳，因為美國正遭受911恐怖攻擊，沒人注意到此結果。

羅西的「媒體寵兒形象」和政府澄清的「默默無聞」，讓科學期刊慨歎「蝴蝶死亡的影像還是存留在民眾心中，當成反對基改的理由。」環保組織並沒因而澄清，諸如「綠色和平」之前扮裝蝴蝶受難，現在卻沒聲音了。

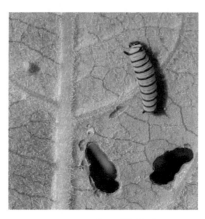

圖5-11　帝王蝶幼蟲

背後，環保者心知肚明

在科學界，羅西被批過度渲染結果、研究不精確（花粉的量等）、也沒有給蝴蝶幼蟲吃或不吃的選擇，更嚴重的是，其實驗條件遠遠超出帝王

蝶實際的遭遇（將幼蟲放在蘇力菌玉米花粉上）。玉米表現殺蟲結晶毒蛋白本來就是為殺死幼蟲，羅西的康乃爾昆蟲系同事謝勒敦（Anthony Shelton）說：「昆蟲學家均知，以蘇力菌毒素餵食帝王蝶幼蟲，昆蟲就會死翹翹。」環保人士也心知肚明；有昆蟲專家指出：「蝴蝶食用蘇力菌玉米花粉會受傷，但是蝴蝶不會去吃蘇力菌玉米花粉。」

帝王蝶只啃食乳草（milkweed，包括馬利筋等植物），它們將卵產在乳草葉子上，幼蟲即可吃乳草，但只吃兩星期就成繭，然後長成蝴蝶。乳草有毒，幼蟲吃乳草時就逐漸累積毒素，因而蝴蝶一身毒，這倒保護了帝王蝶免於鳥類等捕食者的魔掌，此招數讓其他蝴蝶也演化成帝王蝶模樣，以免被吞食（即使它們身上無毒）。若要玉米粉傷到蝶幼蟲，就需玉米花粉飄落乳草上時，帝王蝶同時在乳草上產卵與孵卵；但羅西之文並未指出此關鍵。

生物間進行化學戰

美國國家科學院院士費多樂說：「植物和昆蟲之間一直進行化學戰以求存活，就像乳草產生毒素以防昆蟲啃食，或像帝王蝶演化出規避乳草毒素的能力。」

美國國家科學院論文指出，即使在在最遭情況的假設下（產卵期間和玉米掉花粉重疊…），只有0.4%的帝王蝶面臨蘇力菌玉米花粉毒素的風險。另一假設情況是全部種植蘇力菌種（依規定，基改田地之間需留緩衝區種植他物，因此，最多八成玉米是基改的），則只有0.05%的帝王蝶可能遭受風險。

國際食物政策研究所所長頻楚安森（Per Pinstrup-Andersen）在2000年評論帝王蝶事件：「傳統殺蟲劑不分敵我地殺掉許多無辜昆蟲，但是對於蘇力菌作物，明確目標和設定範圍的控制害蟲，卻招致激烈攻擊，實

在離譜。」即使北美蝴蝶協會總裁葛拉斯堡（Jeffery Glassberg）也承認：「其實對帝王蝶有其他更慘的威脅，刈草和除草劑就更傷蝴蝶。」

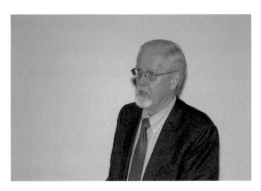

圖5-12　國際食物政策研究所所長頻楚安森解析基改特性

後續研究發現，在野外，植物葉片上平均每平方公分只有六顆到七十八顆玉米粉，只要在一百五十顆以下，就不會有明顯危害，因此，自然界的基改玉米不會危害帝王蝶幼蟲的生存。

基改優點不敵遐想風險

似乎，基改蘇力菌玉米的優點（減少農藥與蟲害、增加生產、助益環保等）敵不過遐想的風險。基改抗蟲害玉米可減少化學藥劑的使用，可因而增加蝴蝶和其他昆蟲。真正的環境問題並不是基改玉米是否殺死了帝王蝶幼蟲，而是和使用一般化學除蟲劑的玉米相比，基改玉米對環境有什麼影響。需要看相對風險，而不是被孤立於大生態環境之外的單一事件。但是顯然地，這樣的分析不符合反基改者的要求。

例如，英國土壤協會政策主任梅勒謝說：「在美國基改作物產量比非基改還低，基改作物傷害野生生物，世界美景之一的帝王蝶正遭受這些作物的威脅。」

「自殺種子」的真相

基因使用限制技術（Genetic use restriction technology，簡稱GURT），或稱終結技術或自殺種子，目的在於限制使用基改作物的方式（因無下一代），是由美國農業部與岱字棉（Delta and Pine Land）公司，在1990年合作開發的。

目的在避免滋生困擾

基因使用限制技術可減少「自由作物」（volunteer plant）的繁衍，因為在運用作物輪作的大規模機械化農場中，自由作物會成為經濟問題；例如，在溫暖潮濕收割情況下，未經基因使用限制技術處理的穀類，可能發芽，從而降低了糧食的品質，但在經基因使用限制技術處理的穀類，這個問題就不會發生。基因使用限制技術能避免轉殖基因逃逸，而成為野生種近親，而避免生物多樣性的影響。

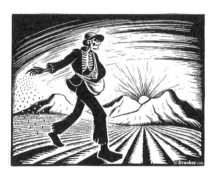

圖5-13　反對者描繪的自殺種子

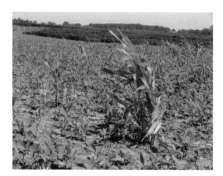

圖5-14　自由作物（玉米株）飄到黃豆田裡

　　將作物改造成為產生「非食品」產品時，可拿基因使用限制技術，避免意外地傳遞這些特質到食用作物中。因此，基因使用限制技術協助管理基改作物，以確保只有在想要的農業環境中，才出現基改物質。

　　控制植物基因表現可以安全地用於防止基因流布；其中的商業產品不是胚胎，而是胚乳，例如，水稻、小麥、玉米。該技術也可用在作物諸如馬鈴薯或葡萄等的無性繁殖作物。它可用來產生無籽水果，諸如瓜類和茄子，其種子全由胚胎形成。但在整個種子是由胚胎形成的商業產品，諸如豆科作物（花生、黃豆等），就不會使用該技術。

新種子增產：農民樂意購買

　　如果農民每年購買新種子，其收益讓農業公司可研發更好（高產量或其他性狀）的種子。並行的做法是，農民可買普通種子而每年種植自己的種子，或每年購買更好的種子。因此，農民自行衡量採用前者或後者。

　　玉米來自相同物種的兩品系雜交，因此，種子不會將正確性狀傳遞下一代。棉花和黃豆種子可以保存，但大多數農民知道不值得。它們的品質會惡化，因此，保存種子不是一個有利可圖的做法。

—— 布雷霍德（Kent Bradford）

美國加大戴維斯分校植物科學家

　　其實，雜交種子是由異花授粉植物產生，比起自交種子，前者具有雜種優勢。雜交可能產生更佳品質，諸如產量、抗病力等，這也是當前農業產量大增的要因。農夫耕植的所有雜交種子將是同樣的雜交種，這將使得下一代成為自交種，這就是為何農夫不保存雜交種子，而每次購買（新雜交種子）來種植的原因。

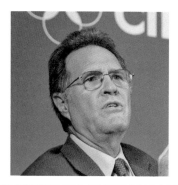

圖5-15　美國農業學家布雷霍德澄清新購種子原因

錯誤遐想賺取同情

　　基因使用限制技術是個兩面刃，就看如何使用與如何描述它。不幸地，反基改者罵此基改技術為「基因終結者」，營造貧農受虐的可憐情景，飢餓地依傳統習慣使用去年的種子播田，才知道種子不發芽，於是被迫向貪婪的跨國農業公司高價購買新種子。這就像西方人熟知的《孤雛淚》中，飢寒交加孤兒乞食般。

　　反對者大規模宣傳其恐慌，使許多國家的政府禁止在農業使用該技術，其實，該技術不是針對農民防其使用前季種子，但反基改者就是這樣宣傳。因為農民、原住民、非政府組織和一些國家的政府反對，終結種子在全球均無商業化產品。在2000年，聯合國生物多樣性公約建議暫停田間試驗和商業銷售終結種子，2006年時再確定。

　　基因使用限制技術不是為開發中國家貧困農民（習慣使用自己的種子或當地的種子）研發的，而是給精通技術的農民用的，他們能每季買得起基因使用限制技術基改種子，以防止基改作物的基因流布。幾十年來，使用品牌客製化種子（不論基改與否）的農民，均充分了解，他們不回收種子，因為該技術的效益在用過一代後即迅速萎縮。

在另一方面，種子公司知道，小農可能一季又一季回收種子再利用，因此，不讓小農再利用種子，將會損傷小農與引起反感，則爲了每季賣種子而獲取的利益，實在不能相提並論。

其實是很管用的科技

雖遇強烈反對，基因使用限制技術有其效益，包括(1)產生不育花粉，避免花粉導致基因流布，或阻止胚胎發展而經由種子導致基因流布。(2)幫忙圍阻基改藥物作物（合成醫療活性成分）。(3)在植物育種，誘導雄性不育是一個公認的工具以產生雜交種，諸如高粱和芥末則不用該技術就難以達成，基因使用限制技術比傳統的方法更容易做到。(4)如果觸發物是種子病原體（諸如，晶粒黑穗病）或宿主的產物（因應病原體進入發育中穀物而產生），而非四環素類抗生素，控制植物基因表現可能是一個福音，在這些種子阻止胚胎發育將控制種子病原體傳播給下一代。(5)防止不合法地種植基改作物。(6)由於基因使用限制技術阻止基改作物的基因流布，因此符合卡塔赫納生物安全議定書的目標，而非如反基改者宣稱的威脅到生物多樣性。

類似基因使用限制技術的是，榮獲2006年諾貝爾生理醫學獎的RNA干擾，如第一章所述。

避免基改生物外逸

反基改者擔心基改生物導致汙染，例如，導致超級雜草（抗除草劑基改生物）、導致有機植物不純。雖然這些未預期擴散的風險，遠低於反對者的遐想，但基改科學家有義務（法規與倫理），減少隨附的風險，因爲這是不贊同基改者反對的原因之一。

　　策略之一就是「隨時控制住」。2015年1月，兩個團隊獨立發現防止基改生物外逃的作法，一是哈佛大學醫學院邱吉（George Church，合成生物學的先鋒）團隊，二是耶魯大學生醫教授艾薩克（Farren Isaacs）團隊。

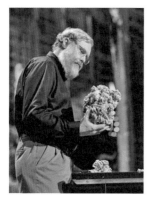

圖5-16　哈佛大學醫學院邱吉

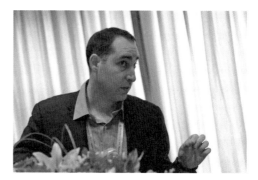

圖5-17　耶魯大學生醫教授艾薩克

　　他們使用生物圍堵策略，讓基改細菌依賴一種人造（自然不存在）胺基酸，若無此食物則不能生存。它們也不會與自然的細菌交換DNA，也對病毒更具抗性。下一步是應用此策略到其他生物。

賽拉利尼浪得虛名

　　我國K學者質疑：「法國分子生物學者賽拉利尼發表長達兩年的動物餵養試驗論文，指出基改玉米或嘉磷塞都可能導致老鼠長出更多的腫瘤。論文一出不但受到多方攻訐，更被期刊公司用『結論不確定』的莫須有理由撤銷，充分顯示政治力的干預學術。」

2012年，法國卡昂（Caen）大學賽拉利尼團隊發表，以基改玉米餵食老鼠，發現老鼠會產生腫瘤並出現多重器官損傷。美國《食品與化學毒物學期刊》網路版於9月19日刊登。結果，俄國暫停進口該項基改作物，而法國政府要求監管機構深入調查這項發現，又聲明該研究證實，過去毒物學對於基因改造作物研究仍有不足，同時也證明與支持法國當局，中止境內栽種基因改造作物的合理立場。

實為劣質研究

但是，在10月1日，德國聯邦風險評估研究所發表回應〈卡昂大學的研究不需再評估基改玉米，也不影響核准除草劑〉指出，該研究的實驗設計與數據顯示缺陷，因此，其數據並不支持其結論。相反地，一些該除草劑的長期研究，並無任何致癌可能、早死、影響荷爾蒙系統。

10月4日，歐洲食物安全署評論，該研究的科學品質不佳，不能視為有效的風險評估；因此，根據作者提供的資訊，該署不需重新檢視此基改玉米的評估，也不在持續的評估中納入該研究。11月28日，該署發表聲明，更確定該研究不合科學標準，無須再評估之前的基改玉米安全規範；也希望《食品與化學毒物學期刊》撤銷該文。

其實，研究主導者及其資助單位屬反基改食品陣營，宣稱是第一個長期實驗，但該期刊已刊登過二十四個研究，無一宣稱基改作物有問題。此研究並無統計分析。每分組每性別只有十隻大鼠太少（至少要五十隻）。實驗的Sprague-Dawley大鼠在無限制進食下易生乳腺癌等腫瘤。研究沒提供食物攝取量測試數據。研究欠缺毒理學常有的「標準偏差」測試。

若有大害，為何美洲人沒大批死亡？

澳洲植物功能基因體中心教授特斯特（Mark Tester）說：「假如傷害這麼大，而確實關乎人類，那麼北美洲人何故沒有大批死亡？食物鏈上的基因改造已出現了逾十年，人類的壽命卻持續延長。」

迴異於正常的記者會作法，賽拉利尼挑選一群記者，要他們簽約保密，在出版前不得諮詢其他專家。賽拉利尼抓著長腫瘤老鼠的聳動照片，就是要證明基改食品致病，但他沒出示控制對照組老鼠的照片。著名《自然》期刊2012年9月25日社論〈敗壞的心態〉（Poison postures）：「研究者應表明，其結論還需其他科學同儕評審、重複檢驗，但沒有這樣做。他們甚至高調公關，出書與影片，想要報導的記者還得簽署保密協定。」法國國家科學研究中心倫理委員會批評其強勢公關作為「不適合高水準科學辯論；這也提醒從事爭議議題研究者，在報導結果時，需要負責任。」

2013年11月，原出版期刊宣佈撤掉該文，因為作者拒絕抽回。後來，賽拉利尼改投稿到《歐洲環境科學》，刊登費[2]1220美元；該期刊編輯哈樂得（Henner Hollert）說並無科學評審賽拉利尼文章；該刊物成立不久，並無正式的期刊點數可言，若依某些計算方式可得點數0.55，則環境科學期刊中，為210份的第190名；對照地，《食品與化學毒物學期刊》點數3.0，為第27名。

法國六科學院譴責

在法國科技界極其罕見地，6個法國國家科學院（農業、醫學、藥學、科學、技術、獸醫）發表聯合聲明，譴責該研究和出版它的期刊，反

2　2012年9月12日，英國著名期刊《自然》專文〈掠奪式出版商腐蝕公開取閱〉指出，一些剝削作者「付費刊登」的期刊，傷害學術出版、促成科學家不倫理作為。

駁該研究為「非科學事件」。比利時聯邦公共衛生部長請比利時生物安全指導委員會評估該文，結論是，該研究的實驗設計、統計分析、結果的詮釋等，均呈現缺失，因此，沒有提出需修基改法規的新科學證據。

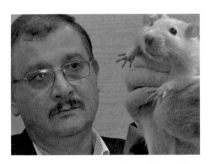

圖5-18　法國卡昂大學賽拉利尼錯誤實驗引發全球基改恐慌

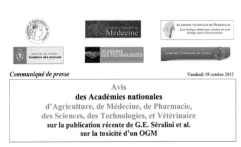

圖5-19　六個法國國家科學院（農業、醫學、藥學、科學、技術、獸醫）聯合反駁賽拉利尼研究

　　法國國家科學研究中心（法國最大的政府研究組織，也是歐洲最大的基礎科學機構）研究主任昆茲（Marcel Kuntz）評述：「基本上，作者還是推出前遭駁斥的結論。明確地評述腫瘤問題：使用的老鼠品種易受自發腫瘤的影響。要在一組老鼠中確認統計可靠的腫瘤增加，需要大量的老鼠，但是重新刊登文章仍沒糾正這一點。記者會中，作者特地照片彰顯腫瘤，這三隻老鼠的一隻攝食基改食品、第二隻喝農藥、第三隻攝食基改食品與喝農藥。不像基礎研究，作者沒顯示控制對照老鼠（沒攝食基改食品與喝農藥），在重新版本中仍無顯示。」

　　澳洲名校阿德雷得（Adelaide）大學藥學專家慕斯葛雷（Ian Musgrave）指出，主要缺失仍在：(1)使用錯誤的對照控制組：應有非基改對照的每一級基改玉米（即11%的基改玉米就要有對照的11%的非基改玉米，類推22% 、33%等），食物可能影響腫瘤的形成，無劑量與反應關係，使得賽拉利尼的結論無效。(2)奇怪的是，年年春甚至讓雄鼠減低腫

瘤數、攝食更多基改玉米讓雄鼠活更久;總之,無一致性地結論。

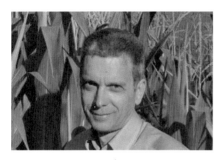

圖5-20 法國國家科學研究中心
昆茲反駁賽拉利尼

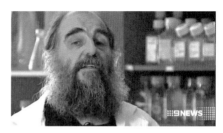

圖5-21 澳洲阿德雷得大學藥學專
家慕斯葛雷質疑賽拉利尼

一般媒體幫倒忙

　　該事件在歐洲媒體廣受報導,法國新聞雜誌週刊《新觀察家》(Le Nouvel Observateur)總結報導:「是的,基改生物有毒。」英國日報《衛報》(The Guardian)報導,「基因工程研究與獨立資訊委員會」(CRIIGEN,賽拉利尼創建)資助該研究,雖然沒說資助源頭是有機業者、綠色和平。

　　2013年5月,在美國有個基改食品辯論會,賽拉利尼與史密斯(2012年4月曾來台行銷其反基改書)在會前突然抽身,因為史密斯不同意分子生物學家霍塔(Kevin Folta,佛羅里達大學園藝科學系系主任與分子生物學家,曾榮獲美國科學基金會獎項)參與。

基改會混淆葷素食嗎？

臺大科學教育發展中心執行，「科技部高瞻自然科學教學資源平台」網站，出現〈素食者與基因改造食品〉一文，質疑動物基因轉殖到植物的例子越來越多，長久以來「葷」與「素」的界線是否依然清晰可辨。

許多宗教信徒自有傳統的飲食習慣，例如，猶太教徒與伊斯蘭教徒禁吃豬肉、印度教徒不吃牛肉、佛教徒不吃葷食。近來，因為基改食品的興起，讓教徒憂心食品中被參雜其宗教信仰不允許的食物成分，例如食品中含有基改成分、且包含豬的基因。其實並無「魚基因、草莓基因」之類的物質。

基因並不獨屬於它的生物來源。無論番茄還是細菌，它們都是由基因體合作、而不是由單個基因構成的。

總之，生物基因源遠流長、共用各式功能基因，在常見的生物裡，成千上萬個基因共同運作。基改生物通常只是加入諸如抗寒功能之類的單一基因，與生物的種類無關。因此，素食者完全不用擔心「吃到葷食」，修道者也不必操煩「修行破功」。同理，伊斯蘭教徒不擔心吃到豬肉成分，印度教徒也不用擔心吃到牛肉成分。

文學家導致「科學怪食」

英國女作家雪萊（Mary Shelley，英國著名浪漫主義詩人雪萊之妻），於1818年發表小說《科學怪人》（Frankenstein），描述一個天才醫生的瘋狂計畫，創造一個不自然的生命，幾分像人但更像恐怖怪物，大部分由醫生從墳場精挑細選後偷出，而以專業知識判斷可使用的屍塊拼成。但是醫生想到此新的物種會冒犯神靈，於是在創造之後不久便後悔了，想殺掉那個怪物，但怪物很本能地逃亡，隨後雙方開始發生衝突。後來還拍成電影，更在世人心中形成對科學的厭惡印象。

　　科學怪食成為攻擊基改食品的名詞，和科學怪人一樣激發民眾害怕科學。在各種抗議基改食品和作物的場合，常可看到「科學怪食」（Frankenfood）的諷刺漫畫，尤其在綠色和平組織等環保人士領軍的示威，令人作嘔或畏懼的科學怪食，確實容易達到宣傳目的。今天世界存在這麼多基改食品恐慌，可說是托「科學怪食」印象之福。

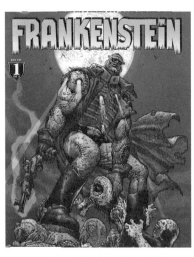

圖5-4　科學怪人原為文藝者的想像，彼此競相嚇唬用的，後人卻「當真」（為科學界貼標籤）

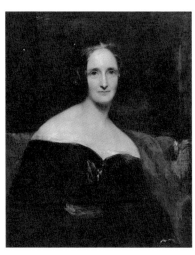

圖5-5　英國文學家雪萊（Mary Shelley）居然以「傷害科學界」著名

　　反基改者食髓知味地體會，以「科學怪X」（FrankenX）稱呼基改，可達醜化效果，例如，科學怪樹（Frankentree）。

　　2014年11月，英國國際馬莎百貨（Marks & Spencer），販售含基改成分的食品，引起兩英國反基改組織抗議「科學怪食」，一是「英國觀察基因組織」（GeneWatch UK），認為照燒醬含基改黃豆與玉米，此兩者對蝴蝶傷害大；馬莎百貨進口照燒醬，將促使帝王蝶嚴重受損，因基改黃

豆與玉米的除草劑，已經破壞大片蝴蝶棲地；顧客會對該店不顧環境而震驚。

二是「凍結基改組織」（GM Freeze）說，含基改成分的美國甜點已經進入英國特易購公司等賣場，消費者不要食品中含基改成分，已和我們表達其顧慮。這些產品中的基改玉米與黃豆，具備抗蟲能力，與「九成帝王蝶消失、許多環境社會倫理顧慮」有關，民眾期待能相信他們喜愛的賣場，不會販售這些基改成分產品，不幸地，現在，民眾關注食物、傷害野生生物與小農，就得細閱標示上的小字。

印度棉農自殺與基改無關

1992年起，印度生技部與農業研究員會聯手世界基改專家，合作研發基改。2002～2009年，印度蘇力菌棉花讓印度棉花增產加倍。

網路上盛傳孟山都公司基改Bollgard棉花（2002年起），導致許多印度農夫自殺。實情是，許多年來就有印度農夫自殺悲劇發生。2004年，印度市場顧問公司（IMRB International）發表研究報告，顯示農夫種植基改Bollgard棉花，比傳統棉花增加為兩倍多的收入、產量增加六成、殺蟲劑費用減少四分之一。反基改者將印度農夫的自殺歸罪於基改，是不負責的栽贓作為。

反基改要角吹皺一池春水

2009年，印度反基改活躍分子希瓦在美國主要的新聞網站《哈芬登郵報》寫評論說，近三十萬印度農民種植基改棉花失敗而自殺，希瓦多年來一直說，孟山都的「自殺種子」導致印度農村地區「種族屠殺」。

希瓦的科學素養

希瓦在她「印度九種基金會」網站說「我也是科學家……量子物理學家」，她的大部分書宣稱：「成為活躍分子前，希瓦是印度的物理學家領袖之一」。介紹講員的單位均稱她為「訓練有素的科學家」，從美國名嘴莫耶斯（Bill Moyers）到《美國國家地理雜誌》等，許多組織和傑出記者均這麼介紹她。《美國國家地理雜誌》甚至稱她為「核子物理學家轉農業生態學家」。但她的「科學哲學」博士論文結論是「量子理論在哲學上無效、在事實上可疑」。

1999年，颶風襲擊印度東部沿海的奧里薩邦，約萬人死亡，數百萬人無家可歸。當美國政府捐贈穀物和大豆抒難，但希瓦在新德里舉行記者會說，該捐贈證明「美國一直用奧里薩邦受害者當基改產品的試驗品」。她還寫信給國際慈善機構樂施會說，她希望不要送基改食品給飢餓的倖存者。

2013年3月，希瓦受訪，重複聳動統計數字：「自從孟山都進入印度種子市場，27萬印度農夫已經自殺，這是大屠殺。」但她的宣稱是根據1990年代後期印度增加的總自殺率，而已成為廣受引用的宣稱，可是，孟山都進入印度是在2002年。

一開始，基改種子比當地雜交種貴5倍，弄得當地種子販售業者混合基改與當地種子，以便降低價格，此不實種子與錯誤種植資訊，導致一些棉農的作物與財務損失。

國際研究印農實況

德國哥廷根大學農業經濟與農村發展教授科恩指出，一開始，基改棉花造福農民，印度中部與南部棉農，在2002年與2008年間，產量每畝地增加24%，收益則增加50%；觀此收益，難怪印度超過九成棉花是基改的。

2013年6月5日，於《科學公共圖書館線上期刊》（PLOS ONE），科恩團隊發表〈基改作物與食品安全〉指出，因為收入增加，印度基改棉農已經顯著地改善攝取卡洛里量、膳食品質。

2014年2月，美國國家科學院刊物《科技議題》（Issues in Science and Technology）刊登紐約大學新聞教授柯洛（Keith Kloor）文章〈基改與自殺的迷思〉：反基改者視孟山都公司為邪惡巨人歌利亞（Goliath）、導致自然、壓榨小農、以科學怪食毒害世界。多年前，孟山都與印度種子公司聯合研發基改棉花，可抗害蟲（蟆蛉……）；從此出現謠言，廣泛流傳該技術失敗，導致更低產量的指控。實情是，印度從2002年起，開始種植基改棉花，因獲利，超過九成棉花農夫種植。

2012年，英國醫學期刊《刺絡針》專文指出，印農自殺的原因包括社交、財務、精神病。根據印度國家犯罪紀錄局，自從1990年代中期，超過27萬印度農夫自殺。2013年，美國康乃爾大學有個印度農業的會議，雪城（Syracuse）大學政治經濟學家沙搭那敦（Anoop Sadanadan）指出，印度銀行政策（而非基改）導致自殺，例如，向銀行借不到錢，而向高利貸週轉。

以訛傳訛：每30分鐘有個印農自殺

全球每年約一百萬人自殺，泰半在中國和印度。世界衛生組織估計，印度一年約17萬人自殺，其中約一成為農夫。

2011年，美國紐約大學法學院人權與全球正義中心出報告〈每三十分鐘：印度的農夫自殺、人權、農業危機〉，提到每30分鐘有個印度農民自殺，根據印度政府資料說，在2009年，17,638農夫自殺；結果，該報告標題卻成為很管用的聳動引述，某鼓吹有機食品網站寫著：「因為孟山都的基改作物，每30分鐘一個印度農民自殺。在過去的十年裡，超過25萬個印度農民自殺，源頭就是孟山都的昂貴種子與農藥。」

　　該網站連結到英國《每日郵報》（Daily Mail），後者在2008年公布文章〈基改大屠殺：數以千計的印度農夫在種植基改作物後自殺〉，此文廣為流傳，深受天然療法與有機食品的「另類健康」網站引述；該文也提到不肖業者販賣冒充基改的假貨。

　　美國有個綜藝節目奧茲醫生秀（Dr. Oz Show），是健康類脫口秀，曾介紹過另類醫藥商莫柯拉[3]（Joseph Mercola）；莫柯拉要粉絲避免「沾染基改成分」的食品。2011年，他在網站為文描述參訪印度農民悲慘經驗，廣受流傳，該文引述希瓦的基改致死論調，並說：「每30分鐘，有一印度農民以農藥自殺」，又說基改種子是「基改大屠殺」的根本原因，孟山都「手上有血」。

　　因此，孟山都導致農民自殺的故事已被接受、一再重複提報、並通過著名人物與組織散播而放大影響力，諸如綠色和平組織、諸如美國主流媒體名人莫耶斯、諸如紐約大學人權中心的學術團體。甚至進入科學界：2013年，史坦福大學生物學家埃利希（Paul Ehrlich）指出，孟山都已經「殺死那些印度農民」。

希瓦推波助瀾

　　希瓦推廣孟山都「自殺種子」的傳說是不遺其力，常描繪農民的生活為神聖的照顧土地方式。她認為農業種子取得專利，為跨國公司主宰世界糧食供應和奴役小農的陰謀。她對傳統農作持田園詩般的觀點，認為基改生物邪惡地威脅到傳統農作，而為反全球化的流行議題，並廣為環保界許多人認同。

　　2002年，印度政府正式批准孟山都公司的基改蘇力菌棉花作物後，希

3　他不認為愛滋病存在，曾在2005～2011年四度被美國食品藥物管理局警告。

瓦對印度農民自殺的著迷開始發酵。2006年，她斷言，更高的種子成本和基改棉花的失敗，已經將數以千計的印度農民推進債務、絕望、死亡。該報告指出「基因工程正殺害印度農民」。

2008年，在印度首都，希瓦主辦的會議中，經由視訊，查爾斯王子（希瓦是他的顧問）演講：「……印度小農自殺，真正令人震驚與悲慘程度，源自……許多基改作物的失敗。」

受誤導但催淚的影片

網路上，引用此「孟山都殺死印度農民」聳動標題者一直增加，在2011年獲獎的紀錄片《苦澀的種子》（Bitter Seeds）更是震撼全球。該片是美國導演普雷德（Micha Peled）製作「全球化三部曲」（Globalization Trilogy）紀錄片的第三部，他已製作兩部「主題為社會正義與全球化」紀錄片後，正為第三部尋求靈感，2000年，在希臘某影展，他遇到希瓦，希瓦告訴他，印度每30分鐘有一農民自殺，原因是孟山都賣的種子。於是，經由希瓦安排，3個月後，他飛到印度拍片。

該片描述印度鄉間，每30分鐘便有一位農民因絕望而自殺；本片從一位少女追查村裡男人的高自殺率切入，審視全球化與基因改造對地方小民的衝擊。美國企業以世界貿易組織公平貿易原則，大量傾銷基因改造種子寡占印度市場，農民不得不抵押田產採購高價種子，然而基因改造並不保證收成，不僅一整季的收成泡湯，農民一生的努力也化成泡影，生活與債務的壓力，已奪走25萬印度農民的生命。此片曾獲獎。

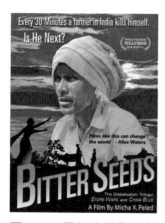

圖5-24　反基改電影《苦澀的種子》說基改導致農民自殺

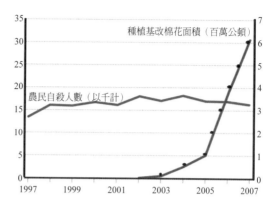

圖5-25　實情是2002年起，印度開始引入基改蘇力菌棉花，但這與一直存在的印度農民自殺無關

　　但是，2013年5月1日，著名科學期刊《自然》專文指出，印度農民自殺增加的趨勢，在引進基改棉花之前，然後並沒增加；此外，由於基改棉花的產量增加，農民的利潤（平均）增加一半。

　　《苦澀的種子》是部賺人熱淚的電影，捕捉到印度貧困農民可有可無般的存在、受到社會文化環境主宰的一生。但是，就像每個道德寓言，它需要一個罪魁禍首，結果，孟山都的基改棉花種子就正中下懷。這部電影設定在「自殺風潮中心」的印度農村。《苦澀的種子》的導演深具社會意識，但該電影根據希瓦的宣稱，靠著她的鼓吹網提供農民，這是自我驗證的封閉循環。

其實印農歡迎基改

　　在2000年代中期，印度農民熱烈歡迎基改種子，甚至出現假貨騙人（難怪種植失敗與接續的貧困與自殺）。然而，希瓦與同夥繼續放話；例如，2011年，她告訴英國《獨立報》：「每個印度棉農自殺與孟山都關

聯。」

此自由貿易的全球化與新自由主義體系，深受希瓦陣營批鬥。對她們來說，這樣的制度僅有利於諸如孟山都的大公司，長袖善舞的紅頂商人拿取基改專利以壟斷種子市場。因此，當印度批准基改棉花（迄今唯一獲准的基改作物），它很快地成為廣大意識形態抗爭的代罪羔羊。

在抗爭中，希瓦催生的基改棉花和印度農民自殺的故事，強力誘惑信徒，又對「事實的更正」免疫。其實，不僅沒有證據表明基改棉農更易自殺，反而他們更獲益。

美國華府的國際食品政策研究所（IFPRI）首先在2008年公布研究結果（2011年更新），顯示印度每年自殺總數，少量增加：1997年是10萬，到2007年增為12萬；其中，農夫約每年穩定2萬；因此，農夫自殺率並沒因引進基改種子而增加。該研究指出，基改的成功，讓印度的棉花產量大增、農民收益增多、農藥用量減少；這該足以澄清基改棉花導致農民自殺的故事。

瞎掰業界資助研究

2013年，柯洛在希瓦演講後，問她為何多篇研究顯示棉農自殺與基改無關？她辯說那些都是孟山都的研究。其實，那些研究不是孟山都資助，例如，科恩的研究由德國科學基金會（DFG）資助，該基金會資助德國高等院校和公共性研究機構的科學研究，每年提供約13億歐元，是歐洲最大的科研促進機構。

另一研究印農的國際食物政策研究所，是一個國際性的農業研究機構，志在消除飢餓和減少貧困，尋求持久可行的方案，該組織獲得60多個已開發國家和發展中國家、私人基金會、雙邊及多邊援助機構的資助。

2013年11月，於加拿大蒙特婁會議中，聽眾質問孟山都「為何逼使印度農民自殺？」可知該故事深深烙印民眾心中，科學證據奈它莫何。在一

篇論文中，美國康乃爾大學教授賀霖（Ronald Herring）說：「在世界各地演講農業生技後，通常總有人問我印度農民自殺事宜。」他認為此聳動的基改禍害故事，由活躍分子煽動，玩弄出對基改更廣泛的焦慮。

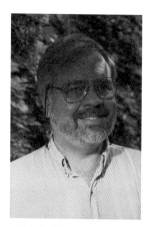

圖5-26　美國康乃爾大學教授賀霖指出反基改者煽動恐慌

希瓦陣營錯誤地將農民自殺歸罪於基改，沒對症下藥的結果，就是自殺問題持續改善不了；希瓦應負起責任的。

恐慌的後果之一就是，多年延擱印度等南亞地區主食茄子（基改）的核准，因反基改者猛烈地以棉農自殺故事當抗爭武器。

反基改傷及無辜

2014年9月，著名科學雜誌《新科學家》報導〈步向餐盤〉：2003年起，美國康乃爾大學、孟山都公司、印度生技公司Mahyco、美國國際開發署等，聯合開發基改技術讓茄子能對抗螟蛾，但2010年，在與民溝通時，反基改者帶入哭啼抱怨安全性的農民，讓環境部長暫停作業，最高法院也考慮活躍分子的陳情，志在停止所有基改田間實驗。

在孟加拉（茄子是主食），反對勢力較小，但今年有個田間試驗幾成公關敗筆，因有部長要親自要交種子給農民，結果，時間往後拖延，遇上雨季而遭致青枯病，其病原同時攻擊基改與非基改茄子，但農民就是怪罪基改，反基改活躍分子趁機傳播謠言，說基改食品危害健康。

菲律賓最高法院禁止田間試驗，因為綠色和平陳情，其安全具有科學不確定性。在亞洲，對基改的質疑，許多是因不信任外國大公司的角色，其實在這些地區，公共部門的科學家在主導。

2014年6月，印度政府的情報局報告譴責反基改者，包括綠色和平與活躍分子希瓦。反基改茄子者提三個理由：攝食後有害健康、經由異花授粉而汙染野生植物、大公司控制種子；其實均不正確，只為反對基改。

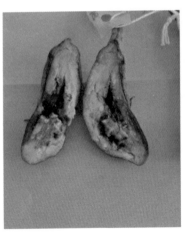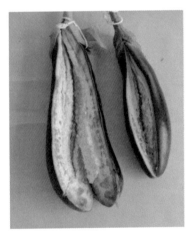

圖5-27　非基改茄子（左）受到蟲害，基改茄子（右）則否

飢餓只是分配問題嗎？

反基改者會認為，支持基改者所言基改可增產而減少飢餓者，是因不

解實況，因世界糧食生產量足夠全球所需，只是分配不均，亦即，飢荒問題不是「患寡」而「患不均」。此觀點有些地方正確，但也有誤解之處。

全世界許多地方缺乏公路與運輸工具等基礎建設，例如，印度丘陵地區的水果，高達六成在送達市場前已經腐爛。全球人口密度不均，例如，種植作物的梯田離人口聚集的都市甚遠，採收與運輸蔬果需要工具，否則也只能嘆氣惋惜蔬果腐爛，這是事實。反基改者提得出什麼好辦法解決？基改科學家想法延遲蔬果熟爛、增加蔬果堅硬度，這均實際幫忙農作。

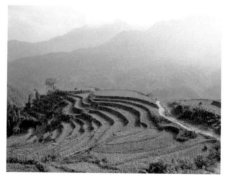

圖5-28　越南沙壩梯田：遠離都市、缺乏運輸建設、作物易在產銷過程中
　　　　腐壞

當2050年時全球增添二十億人，基改是增進世界糧食安全的工具，這不是唯一或絕對的答案，但肯定是我們的利器。

—— 桑契斯（Pedro Sanchez）

美國哥倫比亞大學，農業與食品安全中心主任

反基改者鼓吹基改食品有毒，在旱季或水災時，讓非洲和南亞一些國家堅拒聯合國與美國救助，而民眾啃食樹枝、菇蕈、老鼠等，甚至餓死，就成「我不殺伯仁，伯仁因我而死」。認為糧食問題是「不患寡而患不

均」者，為何不願支持「延遲水果熟化、救馬鈴薯晚疫病」等務實對策？

2003年，聯合國糧農組織認為，基改作物可讓農夫在較少地生產更多食物、生產更營養的食物。2012年，美國能源部評論基改作物與食品：可抗蟲害（而增產）、增加營養素。

民粹當道、力挽狂瀾

英國反基改網站「威爾斯免於基改」（GM-Free Cymru），認為應該採用「預警原則」，了解更多基改作物風險前，不應在農場種植；其網站出現引言，包括來自威爾斯王子（著名反基改者）。

2014年2月14日，該組織的台柱之一約翰（Brian John），寫一封公開信給歐盟執委會主席的首席科學顧問格洛弗（Lesley Glover）教授，要求她撤回謬誤的言論，因她「在2012年說過，15年來全球生產與食用基改食品，都沒有證實的個案顯示對人體、動物或環境健康有不良的影響」；2013年又說「好幾千個研究計畫證實，沒有證據顯示基改科技比傳統育種更危險」，但全是謊言，因基改產品有害生物與環境的研究報告相當多，這些論文都是公開可查閱到的，除非刻意，不該看不到。雖也有指出基改產品安全的報告，但不需要比較論文數量和質量、發表在較優質期刊等，重點是科學社群中對於「基改產品是否安全」是還沒有共識的。

2014年7月，英國科學雜誌《新科學家》刊登，英國慈善與倡導組織「合理了解科學」（Sense About Science）傳播主任連恩（Síle Lane）文章〈不要廢除歐洲的首席科學顧問〉：包括綠色和平等9個反對基改作物的組織，聯合寫信給歐盟主席，認為該委員會接受建議「應來自多方獨立、多元單位，而注重公眾利益」，但格洛弗只是一種意見，不能聽她的。

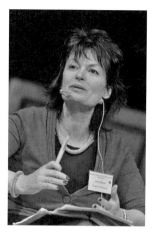

圖5-29　歐盟首席科學顧問格洛弗

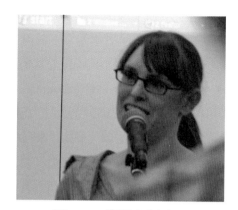

圖5-30　傳播主任連恩

2014年11月13日，歐盟委員會廢除「首席科學顧問」一職（2012年設立的），似乎和首席科學顧問格洛弗支持基改有關，因綠色和平組織等團體極力反對，就要求解除首席科學顧問，反基改者之舉如同「若不能改變科學，就改變科學家」。首席科學顧問其實代表全歐千百研究單位與歐盟聯合委員會，甚至全球科學組織，她的職責是獨立地評估整體證據。

反基改者提不出更佳科學證據，但會動員民粹；又要求首席科學顧問需要反基改，才不會「不負責任，不透明、有爭議」；其實，首席科學顧問負責任與透明的作法，就是提出科學證據，但反基改的證據實在不堪一擊。

陰謀論

2014年12月，《科學美國人》刊登心理學家薛莫文章〈陰謀中心論：誰相信陰謀論與爲何相信〉，提到基改生物陰謀論，控訴「孟山都蓄意摧毀小農」；許多人相信這個陰謀論，因此，反對基改的原因（之一）是，反對孟山都的意圖摧毀小農，那當然應該反對囉。若堅信這種論調（和道

德信仰相符），則很難放棄反對。

當此「護民環保、維護公義」口號漫天響之際，爲業界澄清的風險很高，心理學家薛莫就事論事、義無反顧。

我國K學者認爲，基改企業是對小農最不公平的。但是2012年5月，著名英國顧問公司（PG Economics），發布第七次「基改作物：1996年至2010年全球社經與環境影響」，指出受益國多爲發展中國家；經濟效益的增加超過一半的比例（55%）來自開發中國家，其中九成來自於小農，爲業者的「衣食父母」，爲何業者要摧毀小農？

反基改者指控孟山都，在販賣由其生產的基改種籽的同時，還大肆控告不肯使用孟山都種籽，卻遭其人工基因汙染的農家（使用祖傳基因）侵權，因而造成這些小農的生計困頓。若細查其中個案，則知實情複雜多多，例如，自由社會可自由選擇買不買任何種子。但若自己種子不佳、市場競爭力差，則農民會選擇購買較佳的種子。

反對者的證據何在？

指責孟山都的例子甚多，例如，2013年，我國有機農L顧問之文〈食安未爆彈：基因改造食品眞相〉說：「《企業帝國》（The Corporation）這部美國紀錄片也揭發了基改公司如何對媒體施壓（如福斯電視台記者），撤銷食品安全問題的報導。」

其實，對於這部加拿大紀錄片，著名英國雜誌《經濟學人》說該紀錄片，雖「出奇理性與一致攻擊資本主義」，但偏頗欠公允，例如，指稱組織爲「心理變態」，源自德國政治經濟學家韋伯（Max Weber）的描述政府官僚，而該片因其揭露的罪惡，希望以「公有」方式解決，但卻忘了，史來政府以「公有」名義所犯的罪惡，例如，前蘇聯的共產黨與專制王國。

其次，該片引述甚多加拿大著名犯罪心理學家黑爾（Robert Hare）的話，但黑爾不滿該片對業界極端的指責：「因為一些精心挑選的公司的不當作為，就指稱所有公司為心理變態，就像拿最嚴重的罪行，而認為所有罪行都那般嚴重，均為心理變態。若隨機取樣一些公司，施以通用診斷標準，則可能測得一些公司為心理變態，但大部分不是。」

為何購買種子？

類似地，「紀錄片《食品的真相》（Food Inc），指責孟山都（Monsanto）這類基改企業如何打壓一般農民，來傾銷自家的基因改造種子。

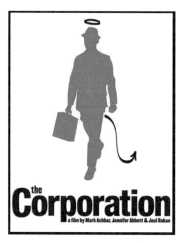
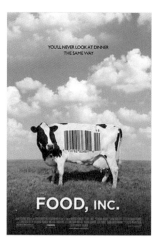

圖5-31　美國記錄片《企業帝國》　圖5-32　美國紀錄片《食品的真相》

若談購買種子議題，就需要區分「對象」，不能以偏概全，例如，在美國（較具基改經驗）或別國？農作傳統與後果？

我們可回顧種子歷史：在專利法保護作物前，美國農民選擇每年買玉米種子，因為產出一直更佳。到1965年，95%的美國玉米來自新買種子，諸如高粱、向日葵、花椰菜、番茄、洋蔥等作物。

　　大多數的非基改種子和基改種子均受專利保護。有些作物種子可保存與種植，產生後代的品質和親代的類似。但有些作物不然，尤其是雜交玉米。傳統育種以雜交改良品質時，保存種子就不妥當，因子代品質不如親代。雜交可產生雜種優勢，比自交配種好，原因是「近交衰退」。雜交種的優勢在環境變差時，更易於顯現。相反的，若保存種子，子代易於呈現難以預測的親代特性，結果，為更佳收益，農民會每年買新種子。

　　農民若不滿意契約，可以不買種子，雙方當有合理解決方式。另外，微妙的是「社會觀感」，若不讓小農再利用種子，而引起反感，值得嗎？

現代社會需要公司？

　　2010年，陽明大學前生理教授潘震澤指出，一如三十多年前轉植基因技術發明時某些人的反應，基改作物也受到同樣非理性的攻訐，包括圖利財團等。但對財團的控訴不能無限上綱；我們能從增加競爭、防止壟斷著手，而不能以民粹方式限制私人企業營利。如果讓有機環保人士的訴求得逞，那麼不只是生技公司，所有跨國企業，包括藥廠、車廠、石油公司等，都將受到影響，到時受害的還是廣大的無辜民眾。

　　如果公司經營不合法，則應糾正，若合法，為何對它不滿？

　　有些環保團體提出的主張卻也未必實際，例如立法大幅提高基改作物安全測試的門檻，看似有道理，卻反而可能造成大企業更容易壟斷，因為有些成本小公司反而負擔不起，搞不好弄得有創新的小公司只能被大企業收購一途，就像製藥產業一樣。通往地獄的路為善意所鋪的。

　　　　　　　　　　　　　　—— 中研院生物多樣性中心黃貞祥，2014年

　　2013年，歐洲科學院科學指導委員會報告指出，破壞田間實驗與其他反基改極端抗爭，導致更高成本（管制成本其實已過高）。等待歐盟核准

的申請案件，已經積壓甚多。只有大公司具備足夠財務資源，才得以尋求基改批核，小公司和公共部門的衍生公司均無以為繼。

美國還是太嚴格？

　　不過，美國官署仍因強力反基改者，而減緩批核作業。

　　在美國，2008～2012年間，每一新性狀的研發和管制許可，平均費用是1.36億美元；從2010～2013年間，從遞件送審到知道決定，平均需時1,210天（在加拿大是771天）。……1996～2012年間，全球的農民種植基改淨獲利是1166億美元。

—— 米勒（Henry Miller，美國史丹福大學教授）

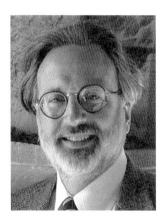

圖5-33　美國史丹福大學醫生教授米勒解析基改議題

　　例如，開發一種性狀基改作物約需數年至十五年，經費五千萬至一億美元；難怪常局限於大宗作物，照顧不到諸多園藝作物。超過99%的基改作物為大規模商品作物（玉米、棉花、油菜、黃豆、苜蓿、甜菜），因為研發費用太昂貴，少量生產則入不敷出。同理，「公益」類的基改微生物

清除有毒廢棄物等，均無發展。若非特別因故（基於人道等），諸如非洲
貧農仰賴的作物，研發者也缺乏意願。

第六章　反基改者的科學水準

　　2014年7月29日，K學者表示，全世界最客觀正確的結論是「基改食品對於人體是否有害，到目前為止，學術界並沒有一致的看法」，怎樣算是「一致的看法」呢？有人反對就是不一致嗎？算人頭地宣稱，世界衛生組織與美國國家科學院、張三李四，「人人一票，同等權重」嗎？今天在美國有人主張「地球是平的」，並設網站堅持推廣該觀念；則「地球是圓的」仍「沒有一致的看法」嗎？

　　美國《消費者報導》素來受到民眾信賴，有口皆碑。遺憾地，他們不解基改，在基改生物圖中，以針筒注射番茄；事實上，並無基改番茄是以針筒注射而成。這不是該雜誌應有的正確報導，而是聳動的嚇阻廣告。

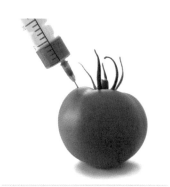

圖6-1　《消費者報導》基改生物圖中，以為基改是針筒注射（番茄）

　　甚至，該雜誌宣傳反基改論調，其資深科學家韓森（Michael Hansen）於2013年7月30日，在紐約州議會作證：「不像其他已開發國家，即使出現明顯問題，美國不要求基改作物在上市前安全檢驗。即使要求合理安全測試，一些人還是會出現沒檢測出的過敏與不利反應。」韓森的主任哈樓蘭（Jean Halloran）說基改食品為「科學怪食」。

「反基改的理由是信仰」

2013年，我國C學者爲文提到，國內反基改以K學者爲首，其網站琳瑯滿目地，報導國內外反基改新聞；他常參與反基改抗爭活動，包括記者會、媒體投書。國內反基改者也常引述他的話。遺憾地，他和他的網站內容只會引述「邊緣科學家」或非科學家的反對論述，例如，史密斯、賽拉利尼等的。至於世界衛生組織、美國國家科學院、英國皇家學會、法國國家科學院等，深具公信力的組織聲明，卻隻字不提。難怪，他與同夥只看到基改的（捏造或眞實）「醜聞」、而且反基改力道越來越強。

在台大，生化系名譽教授蘇仲卿在2014年指出，反對基改者，大都非「專家」，反對的理由是「信仰」；曾有「基改致癌」的動物實驗文章，其實錯誤而立刻遭撤銷，但經炒作哄動一時（賽拉利尼）；不過，幾年前同樣以長期動物試驗證明基改食品安全的研究成果，卻無人聞問。

科學證據以服人

其實所謂的台大「反基改專家」，並非諸如蔡懷楨教授（分子及細胞生物學研究所教授）、潘子明（生化科技學系教授、衛福部基因改造食品審議委員會召集人）等基改科技專家，而只是K學者。

2014年，K學者爲文〈基改產品的美麗謊言與致命哀愁〉質問：

（1疑）農作物可以抗除草劑，當然慣行農業的農民會施用更多的除草劑來消滅雜草。這個已有明確的數據了。根據2012 年一篇論文的統計，美國在1996～2011 年間殺蟲劑只少用了5,600 萬公斤，但除草劑卻多用2 億3,900萬公斤。

（1答）其引述來源是，美國華盛頓州立大學農業經濟學家與有機擁護者班布克（Charles Benbrook），2012年在《歐洲環境科學》之文〈基改作物對美國使用農藥的影響〉：整體而言，農藥用量增加7%（1.83億

公斤）。

然而，2014年，英國政府科技諮詢委員會報告指出，全球的基改抗蟲作物，讓「殺蟲劑環境衝擊」減少18.1%，也減少溫室氣體排放（在2011年，約相當於1022萬輛車排放量）。2010年，美國國家研究委員會報告顯示，與傳統作物相比，基改作物減少農藥的使用或降低農藥毒性。

2014年，美國農業部報告《美國的基改作物》，提到抗除草劑基改作物的主要效益，是以嘉磷塞取代更毒的除草劑，因為嘉磷塞遠比傳統除草劑更少毒性、更缺持久性，因此，種植抗除草劑作物改善環境品質、減少健康風險（即使稍微增加除草劑用量）。

（2疑）今年美國流行病學的研究，也指出基改作物栽培面積，以及種基改作物所使用的嘉磷塞除草劑用量都與罹患慢性病的人數有高度的相關，如甲狀腺癌、肝和肝內膽管癌、肥胖症、糖尿病、青少年自閉症、阿茲海默症致死、腸感染致死等。一個疾病有相關或許只是機率的問題，這麼多疾病都與基改作物有相關，怎不令人警惕呢？怎麼可以斷言基改食品是安全的呢？

（2答）其引述來源是，美國西華盛頓大學物理學家詩萬蓼（Nancy Swanson），2013年4月24日，發表於網路「西雅圖examiner.com」之文〈基改生物與美國的健康惡化〉。可知詩萬蓼缺乏公共衛生觀念，因為這些疾病反應現代社會趨勢（文明病……），怎可全怪罪於單一農業小小作為？其次，「相關性」不等於「因果關係」，就如「公雞叫與早上日升有關，但非公雞把太陽叫起來」。

（3疑）審查會中，基改產品健康風險試驗的執行者不是政府，而是基改公司，這就會給公司上下其手的機會；公司交了一拖拉庫的試驗報告給審查委員看，你相信審查委員有足夠的時間與精力很仔細地去挑出報告中藏在細節裡面的魔鬼嗎？

（3答）政府監理單位找專家審查，其中諸多經驗豐富的研究學者，

在「食物組成、毒性、致敏性、胃蛋白酶耐受性、代謝物的分析、抗生素抗性篩選基因」等，各領域為優秀的前緣科學家，怎麼可能無力分辨正誤？美英法德等先進國這麼多精英（諾貝爾獎得主等），怎麼可能只是「小混混」？

（4疑）黃金米本是獨立科學家的研究成果，但是因為研發所需超過60項的專利技術都在大公司手上，因此大公司就拿此當樣板，宣布要放棄專利，造福開發中國家。

（4答）黃金米涉及 86 項智慧財產權（70項專利、16 項「技術權利」），分屬32家大小研究單位或國際生技公司。各擁有專利者均同意人道使用。曾受農委會之邀來過台灣，黃金米計畫執行秘書杜巴克告訴筆者，黃金米專利的協商是項艱苦的過程。K學者不熟其中困難，那麼酸溜溜諷刺，不公平也缺乏善意。

（5疑）真正的實情是，黃金米的推動裡，最重要的健康風險評估需要龐大資金，這些公司不願意進行，因此研發十多年到現在，都還沒有量產，造福民眾之語，也就有如鏡中之花，虛晃一招而已。

（5答）黃金米尚未量產的原因，包括需要的國家較窮而缺基改法規、反基改者的摧殘等。

（6疑）號稱低毒性的嘉磷塞，現在已知對鳥、魚、蚯蚓、兩棲與哺乳類動物，包括人類也都具有毒性，可想而知基改作物對生態環境的影響有多大了。

（6答）嘉磷塞的毒性比咖啡因的低29倍。美國環保署標定嘉磷塞為毒性分類第三級（一到四級，毒性遞減），非致癌物，在皮膚與口服的急毒性方面，相對低。1980年代到1990年的生態研究顯示，嘉磷塞對兩棲動物與魚類是，「從幾乎無毒到稍微有毒」。2000年，美加荷三國團隊於《管制毒物與藥物》，發表〈評估除草劑年年春與其活性成分嘉磷塞對人的安全風險〉，結論是在目前與預期的使用條件下，除草劑年年春不會

對人產生健康風險。2002年，歐盟於《植物健康》（Plant Health），發表〈活性成分嘉磷塞的評估報告〉，結論相同。2010年，美國加州環保局提報，若以住院當農藥事故嚴重性的指標，則13年來，515個住院紀錄，無一和嘉磷塞有關。

（8疑）K學者在其網站上公布「質疑基改法官還給學者清白」：法國學者賽拉利尼告法國植物生物科技協會主席Marc Fellous，法院判決賽拉利尼勝訴，協會需要付緩刑費1000歐元、法庭費4000歐元、象徵性求償1歐元。「凍結基改」（GM Freeze，英國非營利公司）表示，讓科學家能自由獨立地探討企業界的發明是非常重要的；工業災難史已經告訴大家，最不會承認有問題的就是企業界與政府官員。

（8答）2010年，賽拉利尼告巴黎第七大學教授費陸斯（Marc Fellous，法國植物生物科技協會主席）與該協會「誹謗」，因兩者不公平地批評他的科學能力、批評他的研究無效（因由綠色和平組織資助）。法官裁定，因費陸斯與其他批評者與農業生技產業有財務關聯，他們批評綠色和平組織資助事宜，即為誹謗，但法官拒絕裁定科學內涵的事項。

關聯但非因果關係

2015年1月，美國康乃爾大學植物生理學教授戴維斯（Peter Davies）指出，許多反基改網站堆積個案（軼事），但軼事（不論多寡）不是科學資訊。直到2015年，抗嘉磷塞玉米作物已經種植17年，全國種植量已經超過九成，若嘉磷塞導致宣稱的病症（神經管缺損症等），則應已大量顯現，但美國疾病管制中心並無此種數據。

關聯性並不等於因果關係，這是科學要義，但一般人常不清楚其科學意涵，而混淆兩者的關係。例如，下圖所示，十年內，美國自閉症兒童的人數，和有機食品業（激烈反基改）的銷售額「密切關連」，但可以解釋為「有機食品導致自閉症」嗎？不行，因為這也許只是巧合，而非嚴謹的

科學證據。

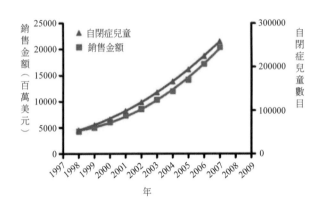

圖6-2　美國自閉症兒童數目與有機食品銷售金額的「關係」圖

　　若將兩者解釋爲「關聯」，則可知其科學水準低下，不足爲訓。

　　有機業者往往維護自己利益，或堅持自己理念正確、堅持是爲別人好
等，而強制社會接受有機食品，類似偏執者作爲。類似地，綠色和平反抗
與破壞多於實際去理解背後科技，也突顯其「和平」爲諷刺。

食品界大老曲解基改

　　2015年，某著名食品公司總經理說，政府不顧美歐等嚴格限制基改種
植國際趨勢，反而要主動領軍發展。過兩天，植物油製煉公會理事長說，
基改食品對人體好不好，還沒有定論。該著名食品公司網站，描述「食品
安全與基因改造食物」，提到民眾普遍對基改食品抱有疑慮，質問食用
「基因改造農產品、食品」安不安全？自答爲「以前美國認爲，並無疑
慮。但近年來，多項實驗結果顯示，非常具有風險，並可能有慢性導致人
體細胞組織病變之可能」。

其實，攝食基改食品不害健康，反倒是有些說法會誤導國人「積憂成疾」，隱含基改食品較差、有問題。至於種植基改作物的國際趨勢？美國種植基改作物穩健增多，歐洲受到綠色和平等蠱惑而反基改，但均無正確的科學根據，只是以訛傳訛；其實，歐洲（包括英法）科學院均主張種植基改作物，但是民粹當道，以遐想恐嚇民眾，弄得「多數人」反對，依照「民主」政治規則，只好不種植。

由該公司網站的自問自答，可知不解基改科技，只知「邊緣科學家」的錯誤實驗，不知深具公信力的先進國家科學院的澄清。

至於煉油公會理事長所言，基改食品安全性還無定論？首先，「定論」的意思是什麼？就如美國國家科學院所說，即使抽菸的致癌風險證據確鑿，但還是有人反對，另外，即使今天仍有美國人主張地球是平的。那麼，科學研究「抽菸致癌與否？地球是圓是平？」就沒定論嗎？有人反對就不能說是定論？

媒體投書

在食品界大老質疑後4天，媒體出現投書：基改黃豆玉米「能不能吃仍有爭議，農委會就在推基改。主委陳保基回應，基改玉米黃豆都做養殖的飼料，或製成沙拉油。但市售豆漿或豆腐，就有很多是基改黃豆製造，陳保基顯然未盡責。…… 因抗殺草劑，灑殺草劑草死黃豆玉米不死，所以必然有農藥殘留。而抗蟲基改作物全身有毒，很像使用『好年多』這種系統性毒的農藥的效果，蟲吃了會死，對人當然也不好。假使用來做豆漿豆腐的基改黃豆，有這種農藥殘留過量問題而不管，怎麼可以？」

似乎，投書者（陽明大學生命科學系校友）提出「能不能吃仍有爭議」，因他害怕基改食品，如上述的「無定論」，這源自投書者不解基改科技。至於市場販售基改黃豆製造豆漿豆腐，就說農委會主委「顯然未盡責」嗎？首先，農委會並沒推基改（擔心外銷受阻等）；其次，核准基改

食品（黃豆）進口的，不是農委會，而是衛福部；第三，市售豆漿豆腐有危害人身健康嗎？沒有。

投書者以為「雜草死亡而作物存留，必然有農藥殘留」、「蟲吃了會死，對人當然也不好」，均是誤解。

專家的澄清

2015年2月15日，中研院院士分子生物專家余淑美投書〈國際背書，基改可信賴〉指出，最近基改食品又成為討論的焦點，但有太多違反科學證據的非事實言論鋪天蓋地流傳造成群眾恐慌。

余院士說明，先進國家的基改食品上市前都需經過非常嚴謹的動物毒性、過敏性及病理性的評估檢測，相對地，傳統食品多半未經過這些生物安全評估即上市。從2000年至今，全球各地已有3400多位科學家，包括25位諾貝爾獎獲得主和許多著名科學家，共同在《支援農業生物技術的聲明》聯合簽名，確認基改技術是安全的。

作物基因改良技術，不是新發現，因傳統育種、常用的輻射線照射或突變藥劑處理、或細胞培養等技術，早就不斷在大量改造基因。世界衛生組織及許多國家科學院與學術學會，都已為基改食品的安全性背書。

台灣四分之三的水用於農業，卻經常面臨缺水問題。傳統育種對解決上述問題緩不濟急，高科技基改作物是必須且有效的解方。

反基改搭上選舉熱

2013年5月，主婦聯盟環境保護基金會舉辦「校園午餐要營養不要飼料」記者會，要求飼料級基改黃豆退出校園午餐；6月，教育部發函全國教育局指示各級學校校園午餐避免使用基因改造（玉米及黃豆）食品；9月，高雄市議會召開「體檢高雄市校園午餐」公聽會。

　　2014年10月，舉辦「校園午餐搞『非基』給我關心食品安全的政治代理人」記者會，串聯全國家長代表，要求政治候選人表態支持校園午餐零基改，口號是「你推校園搞非基、家長選票投給你」。

　　2014年11月，「台灣無基改推動聯盟[1]」舉行記者會，籲九合一選舉候選人把「基改食品退出校園」納入政見，也號召全民投票給關心食品安全的人（其實就像威脅候選人簽署承諾「基改食品退出校園」，因為選前公佈承諾與否名單）。不少媽媽主動擔任志工，四處遊說候選人簽署承諾書。

　　結果，農委會也樂意搭順風車：農委會農糧署作物生產組組長表示，如果各縣市首長願意從國中小營養午餐，開始不用基改食品，農委會「樂觀其成」。只要「家長願意多付一點錢、地方政府願意支持補助」，就可以讓學生吃得「更健康」。

　　其實，非基改怎會更健康？首先，它比較貴（高雄農業局說，國產黃豆價格為每公斤40元，進口基改豆則為20元），食物量就會比較少，這是社會整體成本，將資源用在比較昂貴、低科技。其次，它可能含有更多黴菌毒素汙染，這就傷身。

將「基改」黃豆貶為「飼料級」黃豆

　　某聯盟環保基金會秘書長表示，國外研究者發現餵食基改黃豆的白老鼠、倉鼠發生不孕、腫瘤及其他病變基改食品問題叢生。「飼料級基改黃豆早已成為台灣國家級食安醜聞」。

　　台灣進口黃豆是業者口中俗稱的「飼料級黃豆」，台灣當成全國許多

1　2008年，主婦聯盟環境保護基金會、主婦聯盟生活消費合作社、綠色陣線協會、台大農藝系種子研究室等，組成「基改農業關心小組」（後改名為台灣無基改農區推動聯盟）。

校園裡學童的午餐食材。由於缺乏可信資料佐證其安全性，就如在「孩子身上臨床實驗」。

某市立醫院院長說，關於人類食用基改作物的風險研究相當不足，以人體實驗為例，目前根本查詢不到，沒有任何資料可以佐證基改食品是安全的。

不解科學的人，將「基改」黃豆貶為「飼料級」黃豆。醫院院長怎可說「沒有任何資料可以佐證基改食品是安全的」？

其實，進口基改黃豆均「食用級」

2012年10月18日，某媒體記者刊文〈台灣餐桌上的黃豆，有 90%是美國豬隻吃的基改豆？〉指出，美國國內食用的黃豆是食品級，飼料級用豆則外銷，目前台灣市面黃豆製品，就有90%是以美國豬隻食用的基改飼料豆製成。

2013年5月，某聯盟環境保護基金會公布文章說：記者會後，農委會發新聞稿聲明：「國際上僅將黃豆依其品種來源區分為基因改造或非基因改造二大類別，並未將黃豆依其用途方式區分為食品用或飼料用等級；我國進出口稅則分類號列亦將黃豆訂為單一號列，並沒有飼料用黃豆之專屬號列。」可嘆！主管單位未將食品級、飼料級的黃豆清楚區分，怠忽職務在先；民間NGO關心議題提出訴求後，不正面回應，反而在新聞稿中玩弄文字遊戲，模糊焦點、避重就輕在後。我們民眾只好眼睛張大點、自求多福？

2014年10月16日，因為劣油事件，立委質疑進口黃豆沒有採用食用等級分類，劣質飼料豆恐成另一個食安炸彈，但農委會主委陳保基說：「在美國是分成基改跟非基改，美國的黃豆不管是做食品或做飼料都是用相同來源。」我國人吃的黃豆和美國人吃的一樣，美國並無飼料級黃豆可賣到台灣。

2015年2月14日，媒體出現專欄文章〈爭取非基改消費者要團結〉：「消費者再不覺醒，我們就要繼續吃其他國家連牲畜都不太餵食的飼料基改黃豆，不只自己吃，還要餵小孩，政府只會說，沒證據顯示有害人體，若眞是這樣，那其他國家的政策和人民的選擇，難道都是蠢蛋嗎？」

難得一見的自我更正

2014年11月3日，網路有文表示，沃草（Watchout）剛發佈的《誰餵孩子吃基改黃豆？柯文哲簽署「非基改」承諾書》報導……「台灣大量進口美國飼料級基因改造黃豆供人食用的消息，早已成爲國際級醜聞，且殘留大量農藥的黃豆進入校園，變成學童天天吃下肚的營養午餐，行動團隊成員擔憂台灣的下一代，將面臨比白老鼠還悲慘的處境。」

但接著是自我更正：「……沃草這次的報導並沒有詳細對基改黃豆的科學背景做查證，並且錯誤的只引述單方面的說法，甚至沒有科學數據和研究來源。如果我們都討厭斷章取義的英國科學新聞，我們自己應該小心才是。對我來說，沃草作爲一個對自己有要求的新聞媒體，不應該犯下這種錯誤，這是嚴重的瑕疵。這不應該是沃草寫出來的報導。」

另一曲解例子

2002年，某聯盟生活消費合作社理事爲文〈絕對救命防盲？—黃金米的迷思〉提到，根據學者Pollan的估計：「兒童一天需吃下7公斤的黃金米（約等於27碗黃金米飯）才能得到的每日最低需要量的維生素A……飲食中要同時有充足的脂肪與蛋白質，脂溶性維生素才能被身體吸收利用……」又說黃色米可能成爲貧窮者的標記，研發者絕對帶有白種人優越的心理。

　　2000年，國內某大報，翻譯自《紐約時報》的報導〈受制專利權，黃金米鎖在冰箱裡〉：「據其發明者說，被鎖在防手榴彈的溫室裡，彷彿它是論者所稱會危及發明者的科學怪物」。2001年，報導〈基改黃金米，前進亞洲〉，綠色和平說要靠黃金米攝取足夠的維生素A，必須吃下一般飯量的十二倍，顯然黃金米只是有心人推廣基改作物的幌子。

　　其實，美國記者波藍（Michael Pollan）的質疑，國際食物研究所史坦因（Alexander Stein）博士已經澄清。2013年8月27日，在《紐約時報》，美國作家雷金（Andrew Revkin）為文〈從霖納斯到波藍，同意黃金米試驗該進行〉，波藍說：「自從我開始寫以來，我不知道黃金米的β-胡蘿蔔素已經改善。這是我們資源的最佳使用方式？我不知答案，但這些是關鍵問題，卻似乎沒人在問。我願意擁護『提供世界好東西的基改產品』，但我不確定這就是每人想的夢幻應用。若它真的『如費多樂（Nina Fedoroff）不科學的預測』能拯救數百萬人命，我已有心理準備『食言』（認錯道歉）。我實在認為應該研究和測試，一勞永逸地確認基改的承諾是否為真。」

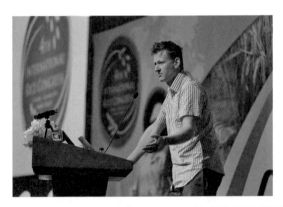

圖6-3　英國媒體人霖納斯在國際稻米研究所演講闡釋反基改者心態

　　隔天8月28日，美國國家科學院院士與基改專家費多樂回應：「我送來波藍承諾要吃的東西（食言），維他命A補充物減少兒童死亡率（所有原因）24～34%，黃金米的β-胡蘿蔔素為比菠菜好的維他命A食物。」

「基改、老天爺」：理盲情濫

　　2013年，美國導演謝佛特（Jeremy Seifert）製作電影《基改、老天爺》（GMO，OMG！）。引入該片到台灣的某聯盟廣告：小心，基改食物就在你身邊！近來，餿水油爆發讓我們更警覺食品的安全，事實上，食物中的「基因改造作物」才是一個大未爆彈，對健康的影響極大，我們不能不繃緊神經，關注此一重要的生活議題。為了關心您與家人的健康……。

　　一開始，該電影顯示，基改食品可怕，並要求觀眾跟著火大。例如，「請問你有聽過基改生物嗎？」「我不知道那是什麼？不要問我！」「那可以吃嗎？」「什麼？」「它好吃嗎？」「像牛或雞嗎？」「雞吃基改生物嗎？」「我聽說有魚基因的草莓，是那個嗎？」…影片受訪者的這一連串疑問和驚訝，揭開了本片的序幕。

　　謝佛特拍攝，孩子穿防毒面具全套防護裝，進入基改玉米田時，可知他利用稚子的天真無知，以創造危險的假象。類似地，在餐桌上，孩子舔著冰淇淋，他問孩子「是否喜歡？」當然囉；若是基改食品呢？一樣喜歡；「但是幾年後，可能傷害你。」

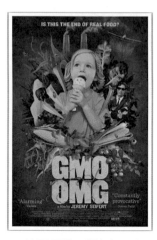

圖6-4　美國電影《基改、老天爺》

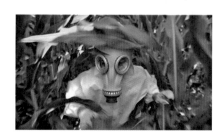

圖6-5　要求孩子全套防護裝進入基改玉米田者自暴無知

該片問，基改作物的安全性是誰說的算？是「研發基改種子的孟山都公司所提出的爲期三個月宣稱安全無虞的實驗報告」，還是「法國學者賽拉利尼團隊所發表爲期二年，指出基改玉米和年年春殘量的毒性對大鼠健康和壽命造成顯著影響的論文」？

謝佛特說世界衛生組織等許多單位質疑基改產品的安全性，但事實上，世界衛生組織網站十多年來一直聲明：「目前在國際市場的基改食品已通過風險評估，對人體健康不大可能呈現風險；在已經核准的國家，民眾食用多年，並無健康效應。」

《科學美國人》的評論

2013年9月，《科學美國人》雜誌有文〈其實沒有行使知情權〉評論，導演一開始對基改無知，但已懷疑其害，然後他並沒認眞去學習，而只是套用反基改者之言，誤導觀眾。結論居然是基改科學的安全性未知。

導演呈現，昔日傳統玉米田，小孩無憂無慮地穿越，卻認爲蘇力菌基改玉米，可殺死害蟲，則玉米有毒，孩子會遭殃，因此需要保護。與其擺

佈稚子如木偶般穿重裝備防護衣，他其實應努力了解基改。蘇力菌只針對一些害蟲而並不傷人，基改玉米就是要減少傳統玉米田的農藥，亦即，蘇力菌基改玉米田相反地更安全，更適合孩子穿越。

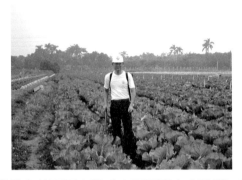

圖6-6　噴灑蘇力菌不用穿戴手套口罩等安全防護，因為很安全

　　電影中應解釋這些知識，但導演沒有。他相信賽拉利尼的謬論，不顧前後文，剪貼華麗的圖形和統計，以創造危險迫在眉睫的末日感。他揮灑許多科學術語，是要博取觀眾信任他的知識呢？或嚇唬無知的民眾呢？他說家庭外出露營時，湖泊中再也沒有「自然」的虹鱒魚，也許因為吃了基改食品而消失。捕捉魚的釣竿和鉤子，均為人類的發明，會比基因工程更「自然」嗎？

　　煽情的《基改、老天爺》，其主要諷刺就如基改爭議的諷刺：反基改者一直抱怨「知情權」（他們的食物內含什麼？），但幾乎沒有行使這項權利，因為他們並不是真的要知道食物內涵，或說不會認真探究科學知識，而只是為反對基改而擺樣子，以「知的權利」封殺基改。

　　製作電影時，謝佛特應努力學習基改知識而呈現給觀眾，但在受訪時他承認：「老實說，本片科學事實和資訊並不多，我沒深入探索科學層面。這幾乎是我們廣泛無知的文化現象，因為我覺得我們一直被人故意蒙

在鼓裡，然後問問題『這怎麼可能，我們每一天都吃基改食品，卻沒人知道它含什麼？』」。

反基改者在各州示威要求標示基改，因要知內涵，但其標示無助於民眾理解該食品的利弊福禍，也不知基改是什麼。反基改者真有心了解基改嗎？

「我拒絕讓孩子吃基改玉米，因為我無知」

2013年9月6日，美國線上雜誌《穀物》（Grist）專訪謝佛特，而刊登文章〈食品、為人父、恐慌：誠實地涉入基改生物辯論的紀錄片〉，謝佛特說：「基改生物實在是狂妄無知的化身，我們玩弄我們不懂的基因體。為何挑出基改風險？首先是，海地農夫遊行抗議基改種子。你百分之百相信基改食品安全性？我拒絕讓孩子吃基改玉米，因為我無知，我也沒聽人說：『這裡是原始數據，我們無所隱藏，我們引以為傲。』」

最後他說：「若是好電影，其力量在於讓觀眾感受到某些東西；在紀錄片中，你也會學到東西。」諷刺的是，他感受的與學到的是錯誤知識。該片多的是演戲催淚，少的是正確科學知識，看完該電影學到什麼東西？

來個美國大騙子

美國反基改活躍分子史密斯，出書與影片兜售反基改觀點，包括人類自找生態與健康災難：基改生物導致自閉症、阿茲海默症、帕金森氏症、肥胖。美國有個「奧茲醫生秀」（Dr. Oz Show）電視節目，邀請史密斯上節目，但奧茲稱史密斯為科學家，其實史密斯不但沒有科學訓練，也無基因科技或農業經驗；他和提倡有機食物與另類健康食品者，同樣厭惡基改食品；目前是自創公司「負責科技研究所」執行主任與唯一員工。

一些美國有機食物業者力捧他為當今世界基改食品專家，美國伊利諾

大學分子生物與食品教授挈希（Bruce Chassy），向該節目抗議「史密斯在投身抗爭基改前的專業經驗，只是教跳舞與瑜伽和選議員」。

他也到高雄農改場鼓吹反基改，該場稱他「生物學家、博士」。

2012年4月，史密斯（《欺騙的種子：揭發政府不想面對、企業不讓你知道的基因改造滅種黑幕》作者），受反基改者之邀來台灣宣傳。史密斯認為，生物科技公司為了讓美國民眾認為基改是好的，可以餵飽全世界，所以控制了主流媒體為其發聲；相對於這股龐大的力量，反對基改的研究會遭到攻擊。

史密斯訪談的美國家禽專家和農夫說，飼料從基改作物改為非基改作物時，動物的整體健康就大幅度提升，不但生育率提高、死亡率下降，生病的比例也降低；許多醫師說病人停吃基改食品後，健康就明顯改善，基改食品無論對於實驗室裡的小鼠、農場的豬與牛、人類造成的問題是一樣的。

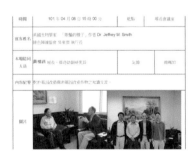

圖6-7　《欺騙的種子》作者史密斯到高雄農改場宣傳

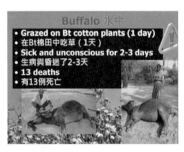

圖6-8　史密斯來台演講內容錯誤累累（蘇力菌不可能致牛於死……）

荒謬得令人哭笑不得

當美國加大分子生物學家范伊南娜看了史密斯的紀錄片《遺傳輪盤》（Genetic Roulette）後，她想笑，然後哭了。該片兜售錯誤觀點，說基因

工程生物的風險在於「在我們這一代，人類面臨的最危險事情。」對於范伊南娜這位加大戴維斯分校的遺傳學家，史密斯缺乏科學根據的斷言「基改食品導致美國增多的自閉症、阿茲海默症、第二型糖尿病」，實在不可思議。

史密斯設立個人網站「負責任的技術研究所」（Institute for Responsible Technology，史密斯掛名的單人組織，非大學或研究單位，不做研究），列出十幾個案件，宣稱試驗動物飼餵基改生物，結果出現異常狀況，包括癌症和過早死亡；「幾乎每個獨立的基改動物飼料安全研究，顯示不良或不明原因的影響，但是，我們實在不應該知道這些問題，因為生技產業超時工作以隱藏它們。如上述的基改公司研究，若非缺乏同行評審，就是不出版。」他還引述「美國環境醫學院」（American Academy of Environmental Medicine）文章。

但美國精神病學家貝列特（Stephen Barrett）創建的「注意江湖郎中」（Quackwatch），和美國耶魯大學醫學院臨床神經學家諾背拉（Steven Novella）醫生創建的「科學為基礎的醫學」（Science Based Medicine），均評定美國環境醫學院為可疑的組織，例如，宣稱「幾個動物研究顯示，食用基改食品產生嚴重的健康風險。包括不育、免疫問題、加速老化、錯誤的胰島素調節、改變主要臟腑與胃腸系統」。

利用這些反對論調，反基改組織常常張貼部落格（「最新研究如何如何」），宣稱餵食基改飼料的動物產生病變，也會在人身上反映。美國1994年開始種植基改作物，到2014年已經二十年，全球食用動物消耗七到九成基改作物，動物的數量超過一兆隻，若基改食品導致病變，應早已被發覺與停用。

基改科技果然難懂

　　史密斯說基改科技很難懂，一般民眾消極以對，這也讓企業趁機而入，影響科學家與政府做成符合企業利益的決定。《欺騙的種子》宣稱揭露了美國基改大廠孟山都公司內神通外鬼的伎倆，透過遊說、滲透等政治運作，讓政府制定有利於廠商的食品安全標準，使得民眾健康處於未知、不可測的危機中。

　　史密斯在台的演講大抵缺乏科學根據，誤導媒體與民眾。例如他引述2009年5月「美國環境醫學研究院」的說辭：要求醫師給患者指定非基改飲食的處方、基改食品引發嚴重的健康風險。但美國專科醫師學會（American Board of Medical Specialties）並不承認該院，美國「注意江湖郎中組織」（Quackwatch）明列該院為有問題的組織。

　　台大生化專家兼衛生署基改食品審議委員會召集人指出，史密斯在台演講的資料「錯誤累累」，充分顯示史密斯是個基因科技的大外行。例如，史密斯說蘇力菌害到老鼠，其實，蘇力菌不傷哺乳類。

台灣被騙得團團轉？

　　善用媒體者容易占上風：史密斯缺乏基改專業知識，其書《欺騙的種子》錯誤累累，但其在台的主辦者廣邀媒體參與、傳播、行銷；又邀主婦聯盟（製造親切氛圍）與消費者文教基金會（塑造為民服務表象）的領袖座談，更找著名政治人物（前行政院游院長）遊園對話，媒體均廣泛報導，極盡風光（但國內與談者均非基因科技專家，卻樂意聲援）。史密斯將台灣騙得團團轉，其書名卻有「欺騙」兩字，這位欺騙專家真會諷刺。此事件也反映反基改團體合作推銷的威力。

　　相對的，同年11月由食品研究所邀請來台的基改專家之一（受尊為「同源基因改造之父」），因主辦單位沒邀媒體，也沒找各式領袖「大肆

宣傳」，結果，毫無「曝光度」。綜觀此兩事件，可預見地，我國民眾與媒體大概會害怕與反對基改。

大學教授為何與他們同夥？

K學者在台灣招待史密斯，他在網站上引述史密斯、賽拉利尼、施聶芙（Stephanie Seneff）等人論調。

2013年，美國麻省理工學院電腦科學家施聶芙（Stephanie Seneff），與人合作一文，刊登在《熵》期刊：「我們解釋證據充分的嘉磷塞及其誘發疾病的能力，嘉磷塞是外源性符號熵（exogenous semiotic entropy，基改大外行自創怪異名詞，嚇唬無知者）的範例。」將發炎性腸道疾病、肥胖症、阿茲海默症、自閉症、厭食、老年癡呆症、抑鬱症、帕金森病，生殖問題、肝臟疾病和癌症等，全歸罪於嘉磷塞。

該文引述286篇文獻。同年，史密斯專訪施聶芙，兩人大談嘉磷塞之禍。2014年2月27日，在媒體專訪時，施聶芙自認發現麩質不耐症和嘉磷塞有關；噴灑嘉磷塞的斯里蘭卡和薩爾瓦多農夫，年輕時就罹患腎臟病；嘉磷塞也導致乳糜瀉，接著傷害腎臟。

在美國，每年畜牧業生產超過90億動物飼料，其中超過95%包含基改成分；若像法國賽拉利尼和美國史密斯等所說的基改致病，則美國的動物豈不早就完蛋了，因餵食已18年，農夫早該叫苦連天、向農業部檢舉的電話灌爆該部。

其他學者的主張

2013年，C學者於媒體投書〈孟山都危害更甚毒澱粉〉提到，國內爆發毒澱粉，其實嚴重百倍的食安危機是基改食品。因它長期影響到人類命脈延續，因此危害甚於毒澱粉。台灣朝野視若無睹，是否孟山都已收買台灣人？

她說，諸多研究機構，譬如全國基因安全協會（National Association for Gene Security）、生態研究所（Institute of Ecological）都已提出警告，基改作物飼料會造成動物的生殖障礙。澳地利科學家發現以孟山都基改甜玉米餵養的白老鼠，其下一代體重下滑，孕育能力降低，三到四個世代之後即產生絕孕的狀態。印度以基改作物餵養的水牛，也罹患不孕症；美國長期吃基改飼料的牛、豬，也出現同樣現象。

自創名詞？

但是，筆者查不到National Association for Gene Security這個組織，倒是查到 National Association for Genetic Security，它在俄國，不知和基改有何關係？也查不到Institute of Ecological這個組織。她說的奧地利、印度、美國等研究，可信嗎？比得上世界衛生組織與聯合國糧農組織的聲明嗎？

她說，根據中國公民團體估計，在引進基改作物之後，國民生育能力呈下降趨勢，大學生捐精合格率僅10~15%。筆者問她文獻，她沒回覆。

其出處呢？有兩個可能來源，一是2011年9月，北京人民轉基因問題關注團的〈關於全面大規模推行轉基因主糧產業化致農業部的抗議信〉，內文提到「我國國民生育能力呈顯著下降趨勢，大學生捐精合格率僅10%，而正常水平應該是50～60%」。但其來源是媒體，2007年11月10日《東方今報》，標題是〈人工授精預約排號已300多，大學生捐精合格率僅10%〉。

但上述抗議信中提到：「我國大面積種植轉基因玉米（先玉335、迪卡系列等）造成嚴重生態災難，並全面摧毀養殖業的惡劣後果」。然而，2013年4月27日，中國農業部農業轉基因生物安全管理辦公室發布〈中國轉基因事件有哪些？〉指出，「先玉335」不是轉基因品種；2010年2月9日，美國孟山都公司說明：迪卡007／008玉米不是轉基因玉米。

以訛傳訛

總之，該抗議信的內容錯誤（先玉335、迪卡系列其實不是轉基因玉米），則所言大學生捐精合格率一事，會正確嗎？

第兩個可能來源是，中國農業部農業轉基因生物安全管理辦公室，2013年4月27日公佈〈中國轉基因事件有哪些？〉澄清文[2]，標題「關於廣西大學生精子活力下降事件」：2010年2月2日，烏有之鄉網站刊登文章稱，「多年食用轉基因玉米導致廣西大學生男性精子活力下降，影響生育能力。」據核實，廣西從來沒有種植和銷售轉基因玉米。該文章有意篡改廣西醫科大學第一附屬醫院某博士關於《廣西在校大學生性健康調查報告》的結論，與並不存在的食用轉基因玉米掛鉤，得出上述聳人聽聞的結論。

因此，C學者所言，基改傷及中國生育力一事，應也是烏龍。

社會學者的觀點

2001年，在會議「打開潘朵拉的盒子？基因改造的人文議題」中，D學者演講「從『物競天擇』到『不自然的選擇』—動植物基因改造的限

2　該辦公室也澄清另一蓄意挑撥基改恐慌的烏龍事件：2010年9月21日，《國際先驅導報》報導稱，山西、吉林等地因種植基改「先玉335」玉米導致老鼠減少、母豬流產等異常現象。經核查，山西和吉林等地沒有種植轉基因玉米，「先玉335」也不是轉基因品種。當地老鼠數量確有減少，這與吉林省和山西省分別連續多年統防統治、劇毒鼠藥禁用使老鼠天敵數量增加、農戶糧倉水泥地增多使老鼠不易打洞、奧運會期間太原市作為備用機場曾做過集中滅鼠等措施直接相關。關於「母豬流產」現象，與當地實際情況嚴重不符，屬虛假報導。《國際先驅導報》的這篇報導被《新京報》評為「2010年十大科學謠言」。

度」，他提到(1)英國查爾斯王子不滿基改，認爲科學家使用基因科技，是否扮演上帝的角色？人可爲所欲爲？(2)基改食品需要標示，尊重人自由選擇是否消費，標示產品尊重個人自主。(3)政府沒有準確評估基改對人體可能造成的風險，枉顧對生態多元的長期負面影響。

他又說，儘管「基改食品與作物是否對人體和環境潛藏不可忽視的風險」，本身乃科學問題，但是，即使科學家和生技公司本身對此問題有了明確的答案，且可提出證據來支持他們的答案，這並不意味他們可藉此立刻說服社會大眾安心接受基改食品與作物，也不意味社會大眾如果不接受基改食品與作物，就自暴其非理性甚或愚昧無知。

2008年，英國科學媒體中心發表，科學家對查爾斯王子反基改的回應；英國植物與微生物科學研究組織「英奈斯中心」（John Innes Centre）的司密斯（Alison Smith）教授說：「查爾斯王子樂於抨擊，將地球問題歸咎於單一技術（基改），其實他不解此技術。基改作物並沒造成氣候變遷……、功能失調的人口聚集、澳大利亞的鹽化等。這些問題源於社會的集體失敗，我們所有人需體認資源的有限。」該中心另一科學家歐洛伊（Giles Oldroyd）說：「基改不是小農的威脅，我們生活在自由市場，小農就如大農，可自由選擇種植基改種子與否。」

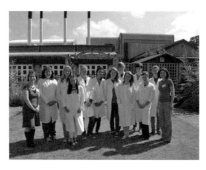

圖6-9　慈善科學組織英國「英奈斯中心」

風險認知：風吹草偃

2000年，G學者為文〈基因改造食品的衝擊風險與資訊民主〉提到，自從八月底環品會首波公布國內基因改造食品後，引起消費大眾的高度關注和緊張。家人、朋友，以及在社區大學授課的同僚也經常被許多主婦媽媽詢問：到底什麼是基因改造食品？基改動植物可能造成食品蛋白質的變化，產生毒性，而人類長期食用基因改造食品，將面臨免疫體弱化的風險，而渾然不知。

基改食品不但對過敏體質人士造成危機，也可能造成醫療複雜性程度提高；一旦過敏或食物中毒患者送至醫院，醫生並無法輕易的就其病症資訊加以判斷與診療，原因在於對患者食用產品無法掌握基因改造種源，醫療複雜性因而升高。基因改造食品造成食物倫理的混淆，嚴重挑戰宗教禁忌與紀律。試想，吃素者、佛教、回教、印度教等宗教團體，將無法抵擋植入動物基因的基改食品所造成的食物倫理混亂衝擊，而引發信仰倫理的危機。

2003年，他在〈台灣社會基因食品風險認知與溝通研究〉指出，成功訪問例836人（49%），而不成功的訪問例（從未聽過基因改造食品，不包括拒訪或中斷訪問等失敗案例）為866人（51%），超過半數的受訪民眾未聽過或不知道此項爭議的問題。87%的民眾主張，公民應有參與科技風險決策的權利，73%民眾不信任衛生署聲明基因改造食品對人體健康安全無虞，81%民眾認為衛生署也沒定期透過媒體說明並公布相關訊息。60%的民眾清楚認為基改生物對健康有潛在危險。

民團喊口號

2014年5月24日，全球「反孟山都遊行」，台灣一些民間團體，也舉行「國際反基改，台灣不缺席」活動，喊「基改歸零，親子雙贏」、「基

改食品，拒絕下肚」、「拒當基改白老鼠」、「反對基改惡勢力」、「捍衛飲食自主權」等口號；宣導「台灣無基改」（GMO FREE TAINAN）。發起單位某聯盟指出，除了抗議孟山都在食安危害與環境汙染的惡行惡狀，台灣的基改標準落後先進國家，呼籲政府善盡嚴格標示與把關基改食品之責。

參與遊行的K學者表示，基改黃豆的蛋白質跟傳統黃豆不一樣，有導致過敏的健康疑慮。現在小孩子比較容易過敏，可能就是基改食品吃太多。

H理事強調，台灣的基改原料以政府最低標準採購，與日本、韓國、中國相較，只有台灣民眾暴露於基改風險。某聯盟說「吃基改豆幾乎等於吃殺蟲劑、吃飼料豆，是世界級的笑話」。

反基改者引述的水準

即使醫生，若無研究就發言，其「光環」將誤導社會，例如，某毒物科主任表示，基改食品是否有健康疑慮，學者看法兩極。不過台灣的黃豆多從美國巴西進口，可能含有大量農藥「年年春」殘留，需要擔心，因農藥確實對人體有影響。有研究指出，喝基改豆漿可能誘發過敏。部分動物實驗證實會傷肝腎。

某聯盟幹部引述沃爾德（Wald）擔心基改之論，但他雖爲諾貝爾生醫得主（1967年），其專長在視覺視網膜色素，評述對象也是很早年的基改疑慮。

反基改者不提世界衛生組織、聯合國糧農組織、美國國家科學院、英國皇家學會、法國國家科學院、歐洲食品安全署、經濟合作與發展組織等的聲明；已有25位諾貝爾獎得主贊同基改食品。深具公信力的聲明這麼多，爲何反基改者要挑「外行、邊緣科學家」的？

他說別人沒正確認識

2014年10月，因爲食安問題，某零售業界領袖對媒體提到，「不一定非有機不可，有些無毒、非基因改造的食物也很好，只是消費者不知如何辨別，如果對有機、無毒、非基因改造有正確認識……」。

可知他不解基改，以爲基改食品有害，而樂於對媒體發言（但他說別人沒正確認識，有些諷刺），以他意見領袖之言，許多人會相信他的話，實在不幸。

就如上述食品界領袖，他們自以爲了解基改而樂於發言，難怪民眾恐慌。

不可能證明無害

當科學家說「至今尚無基改作物有害健康的證據」，反對者就指責，爲何不敢說基改作物「（絕對）無害」？其實，這牽涉到統計學的「無法證明」虛無假設（null hypothesis），因此不可能證明絕對安全。

白話庶民的說明爲：不可能證明我「沒錢」，搜索我口袋、當舖、瑞士銀行？不可能。因此，反對者要求證明「絕對無害」，只是自暴其短（自己無知）。

澄清宗教界的顧慮

2010年，某宗教醫院H院長，於雜誌刊登文章〈從黃豆談基因改造食物〉說，台灣供食用之黃豆有三種：(1)選豆（飼料、榨油篩選之後留下來的黃豆）爲現在一般食品業者所用的黃豆，並不是好的黃豆，而是非食品級黃豆（基改）。(2)非基改食品級黃豆。(3)有機黃豆。

又說，基改作物最讓人擔心之處，在於「內建殺蟲劑」，長期不間斷地食用此類食物，毒素都將累積於人體的脂肪中，結果將會導致人的體力

變差。

他認為基改作物含有無法分辨的汙染，包括來自動物的基因，對素食主義者及虔誠的宗教徒極不公平。歐洲人輕蔑稱其為「自我毀滅性食品」（Frankenstein Foods）。美國食品級的幾乎很少有基因改造。全世界都在踩煞車，台灣反而盲目往前衝，升斗小民卻渾然不知，任由這些所以謂高科技人亂搞，真是可悲。

假借愛因斯坦瞎掰

H院長說，現今美加面臨蜜蜂大量死亡問題，基改農場附近蜜蜂授粉率降低，愛因斯坦說：「如果蜜蜂從地球上消失了，那人類只能再活4年，沒有蜜蜂，就沒有授粉，就沒有植物，就沒有動物，就沒有人類。」

對於上述的蜜蜂謠言扯上愛因斯坦，撰寫多本關於愛因斯坦書籍的卡拉普萊絲說，她怎麼也想不起來愛因斯坦說過類似的話，「應該是有人亂掰，栽贓給愛因斯坦」。難道是反對者為求媒體注意，無所不用其極？

英國醫學會的故事

H院長引述英國醫學會（British Medical Association）呼籲全面停止基因改造食品及作物。

實情是，1999年，英國醫學學會發表期中聲明，要求禁止基改食品，因可能有風險。英國政府首席科學家梅伊（Robert May）指出，人人均可模糊地說新食品可能導致意外，而反對任何新食品。英國醫學學會的聲明似乎是因英國普茲泰事件而引起（請參閱本書「普茲泰遭受委屈嗎？」一節：他宣稱基改食品傷害老鼠）；英國醫學學會聲明的隔天，英國皇家學會與英國下議院科技選任委員會分別出版報告，駁斥普茲泰。

2002年，英國皇家學會報告指出，基改作物使用特定病毒DNA序

列，對人體健康的風險是可忽略的。英國醫學會認同，並且並無可信證據證明基改食品不安全。長期而言，基改食品具有甚多潛在福祉。

2004年，英國醫學學會發表報告〈基改食品與健康：第二個期中聲明〉：「深爲醫生組織，我們不是農業科技與作物科學專家……基改食品傷害健康的可能性很小，同樣的顧慮也適用於傳統食物。」

「各有金主撐腰」？

如上述，反基改者宣稱「基改安全性研究均由業界資助」，表示懷疑研究的公正與眞確（即使政府研究也被「抹黑」）。相反地，諸如綠色和平等反基改組織，是否會資助研究呢？會偏頗嗎？支持與反對基改者各有資助者，而各互相不信任，甚至互傷嗎？

2009年，三位法國科學家（Vendômois等人）發表文章宣稱，基改玉米導致哺乳動物的肝臟、腎臟、心臟受損。法國生技科學委員會的高等委員會，審查這篇文章後，評定其宣稱錯誤。

原來，這三人是接受了綠色和平組織的資助。其實這三人在2007年發表的文章，已被一些論文審查者評爲統計上有誤。歐洲食品安全署評估該兩篇文章（2007年、2009年），得知其結果在自然變異內，所宣稱的健康效應並無生物關聯性。

「綠色和平」絕不退讓

近幾年來，全球反對基改最烈的，首推「國際綠色和平組織」（Greenpeace International），其在全球各地，影響無遠弗屆，台灣反基改者常引述其發言。該組織起源於1971年，一群美加人士組成抗議隊伍乘漁船，試圖親身阻止美國在阿拉斯加的核試。從此，親身到達破壞環境的現場，成爲表達綠色和平及其支持者，抗議破壞環境行爲的重要方式。他

們理念甚佳，績效也頗獲人心，因此當他們極力反對基改作物時，民眾立即響應。

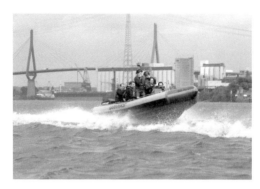

圖6-10　國際綠色和平組織馳騁各地，有時確能環保，有時相反

　　但其一創建者摩爾（Patrick Moore）為生態學家，後來認為該組織使用恐嚇和誤導為手段：「環保運動放棄科學與邏輯，偏向情緒化與煽動性。」他在2006年演講支持基因工程作物：「必須面對的事實是全球六十億人每天一早醒來就需食物、能量、物質。」

　　綠色和平組織指責基改科技，是以不自然發生的方式操縱基因，基改讓科學家創造植物、動物、微生物。這些基改生物能在自然界散布，與自然生物雜交，因此，以不可預見和無法控制的方式，汙染非基改環境與未來世代。其釋出為「基因汙染」，而為主要的威脅，因為基改生物一旦釋放到環境中，就無法撤回。因為商業利益，公眾被剝奪了瞭解食物鏈中基改成分的權利，因此，即使有些國家存在標示法規，公眾還是失去避免基改產品的權利。我們必須保護生物多樣性，並且尊敬其為人類的全球傳承，它是世界的生存基本關鍵。

愛心有餘，科技知識不足

縱觀上述，可知綠色和平組織「愛心有餘，科技知識不足」，二十年來的基改，整合各項科技知識（包括古來傳統食物就是基改食品）居然成為「無足夠的科學瞭解」，該組織與同夥破壞基改實驗田，也證明其無知。驗證其一創始人摩爾所言「（其領導者）缺乏正規科學教育，思維不科學」。

另一反對基改組織為「國際地球之友」（Friends of the Earth），說「我們不知其是否安全」，罔顧世界衛生組織與美國國家科學院等的聲明，實在不解科學（為何忽視科學期刊和公權力技術報告，或說偏頗的定見太深？）。

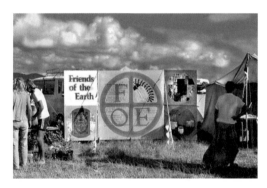

圖6-11　國際地球之友有時「愛之適於害之」（環保）

隨著基改食品的爭議持續不斷，現在我發現職業反對者什麼事都可拿來做文章。對基改的反對大多是社會政治運動，儘管反對者的論點是科學用語，卻常是不科學的。將基改食品妖魔化，剝奪民眾享受其優點的權利，是很荒謬的事。

——華生，諾貝爾生理醫學獎得主

你可不喜歡基改，但不能說基改危險

2012年11月，荷蘭瓦格寧根（Wageningen）大學，分子植物育種學家施寇頓（Henk Schouten）教授，由食品研究所邀請來台分享基改經驗。在荷蘭，蘋果黑星病重傷其葉子與水果，每季需噴灑農藥二、三十次，以減輕傷害。

育種者歷經半世紀尋找野生蘋果雜交，以傳統方式雜交冀求抗菌害品種，後來雖然看到成果，但果實品質不佳，抗性也不持久。施寇頓團隊使用同源基因改造方式（和傳統育種一樣使用相同的基因，包括啓動子等），孕育的新品種既保存品質風味，又具長久抗霉菌特性。

同源基因改造有何優點？減少殺菌劑；栽培只需七年即可（傳統育種需三十年）；只有加入明確需要的基因（抗菌），而無遺傳拖池（genetic drag，加入不良與拖累的基因，例如，野生蘋果常有的配醣生物鹼毒物）；維持原優良品種特性（基因表現）；至少和傳統育種一樣安全（基因來自野生種，而無基因流顧慮）。

施寇頓深知在歐洲，基改遭受社會強烈抗爭而窒礙難行，因此提倡同源基因改造，希望較為民眾接納，畢竟作物病蟲害問題需要解決（他先拯救蘋果，其他的作物包括馬鈴薯晚疫病），使用同源基因改造比傳統育種還少擾動基因體，但仍受到抗爭。施寇頓前往與綠色和平組織（總部在荷蘭）溝通，一開始該組織雖同意其論點，但結果卻反對，讓他非常失望。

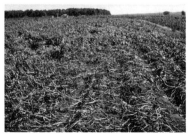

圖6-12　馬鈴薯晚疫病重傷人類糧食

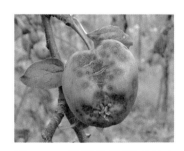

圖6-13　荷蘭的蘋果黑星病

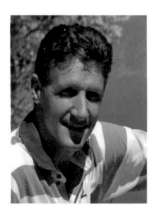

圖6-14　荷蘭植物育種學家施寇頓

　　他無奈地表示，可以接受「不喜歡同源基因改造」的論調，但不能接納「同源基因改造危險」的無根據說法。以同源基因改造大大減少農藥的環保成果，又至少和傳統育種一般安全，居然還被綠色和平封殺。早年他曾經支持綠色和平的環保主張，而為其成員，但現在已不是。

反基改者不要，別人也不能要？

　　1995年，孟山都行銷基改「抗科羅拉多馬鈴薯葉甲蟲」馬鈴薯（「新葉馬鈴薯」），因為反基改者的抗爭與抵制，一些食品企業避開使用基改馬鈴薯，避免被捲入基改食品安全的爭論中。

　　1999年，麥當勞公司通知其薯條供應商，停止使用來自孟山都的基改馬鈴薯（抗科羅拉多馬鈴薯葉甲蟲），結果，炸薯條的主要製造商指示其農民停止種植。

　　後來孟山都加上「抗馬鈴薯捲葉病毒」功能，還是受到抵制拒買。

遺傳學家的省思

諾貝爾和平獎得主與綠色革命之父布勞格指出，走極端的環保運動，主要來自富裕國家，加上一些貧窮國家的特殊階層，似乎盡一切所能地制止科學進步。可悲的是，一些有見識的科學家也跳上極端環保的列車。當科學家贊同反科學的政治運動，或借出名字給不科學的提議，結果將傷害社會，例如，前蘇聯農業官員李森科（Trofim Lysenko），不解遺傳學卻迫害批評者，加速該國的農產崩潰。

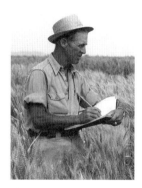

圖6-15　綠色革命之父布勞格，認為反基改者走極端

2000年，他到非洲，注意到反基改宣傳的明顯例子：英國《獨立報》刊登文章，標題爲「美國找到基改食品的現成市場：飢餓」，附上可怕的照片，是個瀕臨餓死者，躺在食物袋旁，下面圖說是「頻死的蘇丹人拒吃來自聯合國世界糧食計劃署的食物」。文章作者沃爾什（Declan Walsh），暗示美國政府和世界糧食計劃署有陰謀，傾銷不安全、美國基改食物但飢民寧餓死而拒吃。布勞格覺得深受侮辱，因爲世界糧食計劃署的員工和合作者，在1999年，幫助養活82個國家的8600萬人；該計劃署的

員工是世界的無名英雄，分秒必爭地，在非常艱苦的情況下，拯救多人免於飢荒；其成就、奉獻、英勇，值得最高的敬意。

在報導中，沃爾什引述非洲批評基改食品者的話，包括南非「生物監測」組織（Biowatch）說：「美國捐贈未經檢驗的食品和種子到非洲，不是慈善行為，而是企圖引誘非洲到更依賴外援。」衣索比亞反基改者說：「美國利用別國飢荒危機推銷基改，卻說不出口『這種作物已被汙染，是我們不要的。』別國不應該面對『讓百萬人餓死、讓其基因庫被汙染』的兩難選擇。」

上述兩人並沒提供任何可信的科學證據，以支持其基改危險的錯誤斷言。其實，世界糧食計劃署只接受符合捐贈國安全標準的食物。在美國，基改食品已得農業部、食品藥物管理局、環保署的安全許可，美國人也吃基改食物，因此，世界糧食計劃署可以接納。需補充說明的是，歐盟宣布暫停基改進口2年，理由不是食品安全性，而是消費者的關切（主要來自反基改者散播毫無根據的恐慌）。

大自然也從事基改，而且規模很大

沃爾什文章的動機為「基改食品是不自然的、不安全的」。事實是，早在人工選擇開始改變作物之前，祖先已在從事基改。大自然也從事基改，而且規模很大。例如，我們賴以為生的小麥，來自不同物種的草之間，不尋常（但自然）的雜交的結果。今天的麵包小麥來自三個不同的植物基因體，每個都包含了一組7個染色體，因此即可歸類為轉殖基因。玉米是另種轉殖基因雜交（應來自大芻草和羅氏草）。

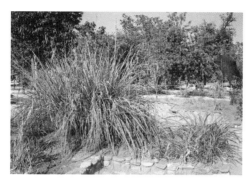

圖6-16　大芻草（玉米始祖）

　　一萬至一萬五千年前，新石器時代人類在不算長的時間中，馴化出我們的食品和牲畜物種。接著，幾百代農民大量改造所有主要作物和動物品種的基因。若要體會改造的程度，只需看看墨西哥特瓦坎（Tehuacan）的洞穴，其內的5千年化石玉米，約為現代玉米的十分之一。過去150年來的科學發展，讓我們現在瞭解植物遺傳學，又可做到大自然以機率方式在做的基改。

　　作物的基改不是巫術，而是漸進的利用自然的力量，以造福人類飲食。至於分子層次的植物基因工程，只是人類深入基因體科學之旅的一步。基因工程不取代傳統育種，而為互補的研究工具，以從各物種找出想要的基因，更快速與準確地轉殖。

非洲節水玉米計畫

　　最近10年來，最嚴重的乾旱中，有四分之三發生在非洲，讓靠雨水種植作物的小農很辛苦，玉米是非洲最廣泛種植的主要農作物，也是3億非洲人的主食，但玉米產量易受乾旱影響。害蟲又是另一大問題，農民欠缺對策，乾旱時，殘存的玉米更遭受害蟲（尤其是螟蟲）攻擊。

　　2008年起，非洲節水玉米計畫包括非洲農業技術基金會、蓋茨基金

會、巴菲特基金會、美國國際開發署、孟山都公司、巴斯夫公司等公私夥伴；參與國家有肯亞等5國。計畫志在研發節水與抗蟲的玉米，然後免費給小農。預計將增產2百萬噸食物，足以多供應糧食給14～21萬人。

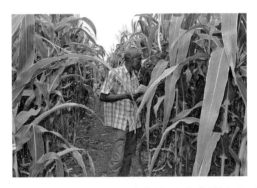

圖6-17　非洲節水玉米計畫協助小農增產玉米

2014年，聯合國跨政府間氣候變遷小組最新報告出爐，其主席說：「全球升溫低於2℃的機會之窗即將關閉，我們幾無時間了。」今年中的第二工作分組警告，依趨勢，本世紀末升溫3.7~4.8℃。基改科技可讓植物更具抗旱和抗鹽（海水上升）能力，這是傳統育種很難做到的。

每年，植物疾病摧毀全球15%的農業收穫，未來可能更多，因為全球暖化。基改作物對於諸如非洲貧農，欠缺農藥相關的知識與資金方面，可大有助益。

科學志工的聲音

2013年11月4日，科學傳播組織「科學松鼠會」發表專文〈基改食品怎樣算安全〉指出，「基改」一詞不時挑動公眾的敏感神經（「停種多年的基改小麥在美國某地神秘現身……」）。我們無法證明吃了幾千上萬年的食品就是「絕對安全」的。比如花生、小麥、蠶豆、牛奶、木薯等食

物，都有著悠久的食用歷史，直到近代，人們知道它們可能使一些人過敏或者中毒，嚴重的導致死亡。但是，我們能夠接受那些有著長久食用歷史的食物是「安全」的。

所以，在評估基改作物安全性的時候，是比較基改的作物和相對應的沒基改的，如果前者可能存在的「安全風險」不比後者高，就認為二者的「風險等同」。既然我們認為後者是「安全」的，那麼就應該接受前者也是安全的。這就是基改食品安全審核中的「風險評估」，不是證明基改產品「絕對安全」，而是評估它和相應的非基改品種相比，安全風險有沒有增加。

國際食品法典委員會有詳細的評估指南，包括基改的來源，一般需要有「長期的安全使用歷史」，沒有毒性，不導致過敏等。其次，要確定基因表達產物的安全性，例如蘇力菌基因的表達產物是蘇力菌蛋白，就需要確認它會被人的胃腸消化，不會具有毒性或過敏。第三，考慮植入基因之後，是否影響作物本身的基因表達，從而產生有害成分。實際上，諸如雜交育種與誘變育種的傳統方式，都可能發生意外，但沒人擔心安全性，只對基改「可能」導致變化憂心忡忡，實在不公平。

民意與可行性

科技政策以民意為依歸嗎？

民意的可信度如何？2000年，美國和歐盟舉行民調，探尋民眾對生物技術的觀點，問卷題目同時也探知回答者的生技知識。例如，問題之一是「一般番茄不含基因，基因改造番茄才含基因」，結果歐盟約半數的民眾答錯、美國則65%。使用同一問題，2002年，我國衛生署民調顯示，只有36%答對（53%拒答）。民眾連此基本問題也不清楚，則瞭解多少基因科

技呢？其觀點可當基因科技政策的依據嗎？試想，街頭示威者失聲力竭地高喊反對基改番茄（其實可能不懂基因是什麼），政府能當真地因而立法反對基改科技嗎？

在一般常識議題（例如，選張三或李四當民代？），民調自有其意義。但在科技知識濃厚的專業議題（例如，是否設立基改實驗室？），民眾難解內涵，表達的意見有多少意義？2009年，英國民調核電，約半數英人答說「我對核能不夠瞭解，不足以表達意見」；為何英人這般「謙虛」？美國工程院院士科恩（Bernard Cohen）提到，對於核能，依專業能力（電視記者、大報的科學記者、所有科學家、能源科學家、核能科學家）支持度逐漸改變，因為越是具有專業知識，越有能力做出合於專業的判斷。

民眾可自由表達意見，但會為自己言論負責嗎？2014年，中國工程師學會理事長陳振川教授為文〈民粹凌駕專業…誰還聽工程師？〉，提到37年前，台北市長林洋港籌建翡翠水庫而捱罵「太危險了，若水庫被炸就淹死多少人」，若他屈從反對者，哪來今日的順暢供水？社會需要高瞻遠矚的領袖，參酌專家意見，引導社會進步；今天社會人多口雜（「10個人11種意見」），討好民意往往弄得「父子騎驢」的窘境。

民調問題的遣辭用字操縱民意

2001年，美國智庫「公眾議程」（Public Agenda）和慈善團體「拉斯克基金會」（Lasker Foundation），舉辦「幹細胞」的民調，他們深知問題的描述方式影響答案，就將問題分用兩方式詢問，例如：

(1)幹細胞是人所有組織與器官的來源，活胚胎在發育的第一週，就被破壞以取得幹細胞；美國國會正在考慮，是否資助人胚胎幹細胞的實驗，你支持或反對使用納稅人的錢從事這些實驗？

(2)有時候，輔助生育的診所培養多餘的受精卵（又稱胚胎），沒用在婦女子宮中孕育，這些過剩的胚胎就得丟棄，或是由當事人捐給醫學研究（稱爲幹細胞研究）；有些人支持幹細胞研究，認爲這是尋找許多疾病療法的重要做法，你支持或反對幹細胞研究呢？

結果，第一個問題有24%支持，第二個問題則58%支持。這顯示民意受到用字影響的「可塑性」，使用正面字眼（不但廢物利用，而且胸懷救人道德大志）與負面字眼（暗示犧牲活胚胎以滿足科學家實驗作爲），則民意大不同。

又有美國廣播公司民調：「聯邦政府資助醫學研究，你認爲醫學研究資助應該或不應該包括幹細胞研究？」回答應該者占60%，而不應該者占31%。但是同時地，大多數人說沒注意或瞭解此問題，因此，上述民調很可能只是民眾一時興起的回答，多數人還弄不清幹細胞爲啥物？這樣的民調可當決策用嗎？

類似地，不論有意或無心（不解基改等），基改民調者可「以遣辭用字操縱民意。」

英國逐漸務實嗎？

2014年11月29日，英國《經濟學人》雜誌，刊登〈對基改食品的認知正在改變中〉指出，英國曾在反基改風潮前端，1990年代後期，抗議者穿防毒裝闖入基改實驗田、環保組織的示威吸引眾多擔心的民眾。大眾反基改：2003年，民調顯示，42%認爲風險大於福祉，20%認爲福祉大於風險，其他人不知或不在乎。大部分歐洲人也類似地嚇到，結果，基改作物無法在包含英國的歐洲大部分地區種植。

但到2011年，英國人改變觀點：只有27%認爲基改食品具有風險，34%認爲其福祉遠大於風險。現在，相較於法國與德國仍強烈反基改，英國似乎已經翻轉。這和經濟不景氣有關，2008～2013年間，有機產品（重

視健康者購買）銷售量掉15%，部分原因是超市改賣更便宜的非有機產品，而幾乎所有大超市販售食用基改食品的動物肉，非基改黃豆更貴而更不易買到。

2008年，英國《皇家醫學期刊》有文提問：英國的民調顯示，13%的消費者主動避免基改食物、74%則無所謂；但為何媒體報導「大部分反基改」論調呢？

英國設立科學媒體中心

K學者網站文章〈基改企業白手套難以中立性〉，說英國媒體報導基改新聞時，主要的消息來自「科學媒體中心」。然而，其基地是由葛蘭素史克藥廠提供，藥廠的信託基金每年提撥預算的5%，資金則來自全球最大的農藥公司、替基改企業遊說的組織等。這樣實在很難相信該中心所提出的資訊與證據是中立的。

實況呢？英國設立科學媒體中心的源頭是，2000年英國上議院科技選任委員會發表《第三次報告：科學與社會》，在第七章〈科學與媒體〉指出，大多數人一旦離開學校，就從電視和報紙取得他們的大部分科學資訊，因此，媒體怎麼呈現科學，就非常重要；許多科學家認為，媒體內容往往不正確。

然而記者常不是專業的科學記者，描述科學新聞的標題與角度易受扭曲。科學家需要與媒體合作，方式包括指導媒體的科學新聞寫作、提供科學服務、「民眾瞭解科學委員會[3]」提供媒體研究經費、設立提供記者科學資訊的網站。

3　1986年，由三組織「英國皇家學會、英國科學知識普及協會、英國科學促進會」成立。

2002年，科學媒體中心設在英國科學知識普及協會，2011年，分開而成為慈善組織，現位於惠康基金會[4]。其理念為「科學家為媒體做得更好時，媒體會為科學做得更好」。其任務為「我們提供準確與證據為基礎的科技資訊給媒體，尤其是在困惑和誤解易於導致爭議與頭條新聞時，幫助公眾和決策者」。

管理和資金上完全獨立

該中心強調獨立性：「科學媒體中心的獨立性是開展工作的關鍵，我們志在促進證據為基礎的科學報導，並在管理和資金上完全獨立」。

科學媒體中心的資金來源，反映其定位為獨立的媒體辦公室，和任何利益無關。因此，從科研機構、科技企業、慈善機構、媒體、公家單位等，多方面尋求捐贈。「我們公布所有捐助者名單與額度比例。我們獨立於資助者，他們不能影響我們的工作。為了避免任何不當的影響，任一捐助者的捐助額度不得超過我們總年度收入的5%。但我們的董事和指導委員會同意，公家資助、少數諸如維康基金會、德雷森（Drayson）慈善基金會等大型信託組織，則可超過5%。」

2012～2013年間總收入為591,884英鎊。董事們的專長在科技、醫學、新聞、傳播、法律、金融、政策；董事長則為為英國微生物學會執行長。2013年，總共91個資助單位，包括科學出版社、學會、大學、醫學慈善組織、基金會、中央政府、非營利供屋組織、研究委員會、媒體、產業與貿易團體。

---

4 惠康基金會是英國最大的慈善基金會之一，致力於提高公民和動物的健康福利事業。基金會的基本宗旨是「……扶持和促進能提高人類和動物健康的研究」，也從事科學普及工作和喚起公眾健康意識的工作。1936年成立。

贏得國際學習

　　類似科學媒體中心的各國組織已經出現，包括澳洲、紐西蘭、加拿大、日本。成功的關鍵是獨立，恪遵職責，贏得媒體與科學家的信任。各國組織獨立也合作。

　　英國反基改的「凍結基改組織」，其實是兩位在家工作的全職者幕後作業。2012年，科學界有個基改小麥田間實驗，該組織能號召150人抗爭；但2014年有個基改作物田間實驗，研究亞麻薺（camelina，一種籽油作物），該組織號召，卻沒人出來抗議。英國政府首席科學顧問華爾波特爵士（Mark Walport）認為，也許因為科學家已經更會解釋給民眾聽，溝通生效，就如科學媒體中心，確保記者獲得更正確的科學知識。

反基改者善於行銷、催淚

　　2013年，K學者與其他人，為文〈反對：危及農民與消費者的基改科技與專利〉指出，基改作物農民生下很多的畸型兒，而試驗已證明年年春與胚胎的畸型有關。

　　同年，有機農L顧問，為文〈食安未爆彈：基因改造食品真相〉說：「巴西種植很多抗除草劑的基改大豆，因為使用許多除草劑，使得當地婦女生出許多畸形兒，大人得癌症。」

　　網路上流傳某影片，描繪曝露在噴灑基改黃豆農藥下的小孩變成什麼樣子？標題包括「阿根廷別哭泣[5]，基因豆農村浩劫」，故事是小孩生

5　「阿根廷別為我哭泣，事實上我從未離開你，即便在我狂野不羈的日子裡，我也承諾不離開你……」。1996年，美國電影《阿根廷，別為我哭泣》（Evita），描述伊娃怎樣由籍籍無名的女子變成阿根廷第一夫人的故事。主題曲《阿根廷，別為我哭泣》唱出了阿根廷第一夫人伊娃‧裴隆傳奇的一生。

病，原因是種植基改作物與噴灑的農藥，母親抱著這位男童，哭泣地陳述，要他「像女兒一樣能夠走路」。

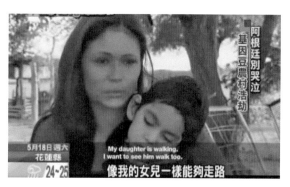

圖6-18　網路流傳影片「阿根廷別哭泣，基因豆農村浩劫」，催淚但瞎掰

　　影片中，若女兒可以健康，為何兒子有問題？而怪罪於基改？有何科學根據嗎？曾經醫學研究因果關係嗎？K學者等人如何證明年年春導致胚胎畸型？如本書描述，嘉磷塞毒性比咖啡因小29倍，若會導致畸型兒，那麼全美國（整天喝咖啡）大概畸型兒滿街均是。

第七章　有機業者反基改

　　有機農作指回歸古早的農耕畜牧方式，不用人工肥料、殺蟲劑、抗生素、荷爾蒙及加工飼料，而使用天然堆肥及除蟲劑、讓土地休耕或輪耕等做法。其中優缺如上述，但人類耕作方式一直在演化中，不能將某些觀點視爲有機的專利。

　　有機食品價格拿翹[1]，因宣稱無農藥、更佳口感及營養，但事實上未必，甚至相反。例如，2012年7月31日，《康健》雜誌有文〈11大有機通路祕密客大調查〉發現，一般有機專賣店的商品，有機品平均約占二到三成，剩餘的是保健品15～20%等。原來「有機店裡賣的都是有機商品」只是消費者一廂情願的想像。賣場人員常過度推銷昂貴的保健食品，將「抗癌」、「能量」等掛在嘴邊。有機菜供貨不穩，聲稱受氣候影響產量。

　　又如，有機農場使用天然的殺蟲劑，包括蘇雲金芽孢桿菌（細菌毒素）、除蟲菊（菊花提取物）、多殺菌素（一種細菌的代謝產物）、印棟（樹提取物）、魚藤酮（豆科植物根提取物）、波爾多液（硫酸銅加石灰）等；這些農藥並不總是更安全，或比化學農藥對環境更友好。另以糞便作爲肥料，風險是以動物的腸道細菌汙染食品，例如，大腸桿菌與沙門氏菌病源，均曾引起有機食品中毒。

　　爲何許多民眾害怕基改？反對基改？一個重要原因是有機業者傾力反對。

1　一些人認爲，有機農業只造福少數金字塔頂端的消費群。

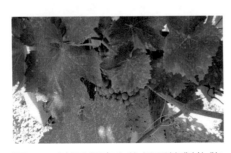

圖7-1　波爾多液中的銅可能對生物有害

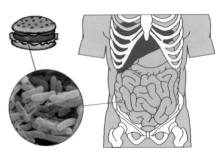

圖7-2　大腸桿菌會引起致命的中毒

有機業者為何反基改？

2008年，台灣有機產業促進協會理事長發表〈有機農業為何反對基改生物？〉表示，基改作物嚴重破壞生態，危害消費者健康和相關產業健全發展，更會嚴重危害有機農業生存，尤其是斷送農產品外銷的前途。全世界有機農業界均極力反對基改生物，兩者互不相容。

主要原因在於對待自然的價值觀與態度完全不同。基改科技著眼於盡力掌控自然，有機農業則與自然合諧共存。有機農業界反對基改生物不只在於其產品風險，更在乎其過程。

他說，栽植基改殺蟲基因的作物，鳥類可能因為昆蟲消失而缺乏食物，因為食物鏈進而引發生態鏈的大災難。含抗除草劑基因之黃豆，由於大量施用除草劑，鳥類昆蟲因找不到雜草果實種子食用而滅絕。結論是，全世界都在踩煞車，台灣反而盲目往前衝，升斗小民卻渾然不知，任由這些高科技人亂搞。

若真如這位有機領袖所言，美國和加拿大一直增產基改作物二十年，豈不已經生態滅絕？兩國人民均病懨懨嗎？

有機農業自有優缺點

2012年，加拿大麥吉爾大學（McGill University）與美國明尼蘇達大學的研究人員發表於《自然》期刊的文章指出，有機耕種的作物產量普遍比傳統農業的少四分之一，特別是人類的主食穀物的產量，但依作物的種類和品種不同，產量差距也有很大的變化，例如豆科植物與多年生植物（黃豆、水果……）的產量，就與傳統作物差距不大。若採取最佳管理辦法來種植有機作物，總產量只比傳統農業少13%。該團隊指出，在選擇耕種方式方面，人們該自問「是否永續，而非是否有機」？亦即，農民因地制宜選擇基改作物、傳統作物、有機耕作體系等，為永續而使用多元「並存」的做法。

1999年，丹麥環境保護署的「畢契爾委員會」（Bichel Committee）指出，完全不用農藥時，農作產量減少10%～25%。生產相當大量特定作物（例如馬鈴薯、甜菜、牧草種子）時，產量損失接近一半。2003年，英國環境食品和農村事務部提報，比起非有機農作，有機農作可助益環境；但是，當比較的基礎是「每單位產量」（而非每單位面積）時，有機農作的一些優勢就會減少或消失。

有機食物更貴、需更多土地、更需人力操作。目前全球人口六十億，預估2050年將達九十億，若我們想用有機耕種養人，則需將目前占地球38%的耕地大量擴張。全球在1999年的每人平均耕地（2.3公頃）已超出地球負載能力兩成。2008年，《時代》雜誌報導，若要讓美國人以有機食品溫飽，就要從當時的一百萬個農夫，增為四千萬個農夫。

但基改作物助益永續農業，例如，各種作物獲取固定氮能力有別，玉米就比米和麥屬害，傳統育種者尚無法改變米和麥的能力，但基因工程專家已將其關鍵基因從玉米轉殖到稻米中，而具有較佳的光合作用效率。又如地球上第三豐富的元素鋁，易讓土地成酸性，會毒傷作物，而全球四成

耕地已被酸化，在熱帶地區，此毒害減少八成產量。基改科學家已在細菌中找到基因，可幫助作物抗鋁害。

　　有人質疑環保者，擔心基改汙染非基改作物與野生原生植物，美國加州法官還裁決移除基改甜菜呢；其實，法院的裁決並非因為甜菜基改或交叉授粉作物出問題，提起訴訟的農民只是為了捍衛其作物，因為他們以有機為號召，容不下基改，會減損其價格，所以這是為了產品行銷。然而我們也保護作物的野生族群，沒將基改玉米和墨西哥野生玉米種在一起，也注意本地物種可能交叉授粉。

　　—— 畢奇（Roger Beachy，美國國家食品與農業研究所主任），2011年

　　有機農業，往往需要大量的翻土耕作，會導致土壤流失。

有機食品不見得助益健康

　　美國史丹福大學團隊史密斯-史賓格勒（Crystal Smith-Spangler）等人，在2012年9月的《內科醫學年鑑》（Annals of Internal Medicine）發表研究〈系統評論：有機食品比傳統食品更安全或衛生嗎？〉指出，有機農產品和肉類包含的維他命和營養成分並不比傳統食物多，但可以讓你少吃到殺蟲劑和具有抗藥性的細菌（不過，傳統食物中的殺蟲劑和抗藥細菌均在安全範圍內）。

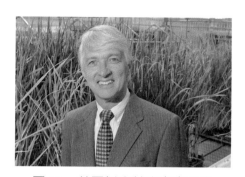

圖7-3　美國傑出基改專家畢奇

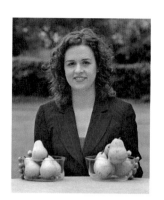

圖7-4　美國史丹福大學醫師
　　　　史密斯-史賓格勒

有機農作大致上對野生動植物是好的，但並不一定比傳統耕作對整體環境的影響低。比較同樣數量產品，有機的比傳統的需要較少的能量，但需更多的土地。因此，建議跨越有機與傳統之爭，而結合兩者對環境最友善的做法。

——牛津與劍橋大學團隊，2012年
〈有機農作減少環境衝擊嗎？〉

2009年，瑞士有機農業研究所指出兩項廣泛的共識：沒有證據表明有機食品更營養或更安全，其次，味道和口感也無顯著差異。直到2012年，科學文獻並沒一致地與顯著地指出，有機作物和非有機作物有何「安全、營養價值、味道」差異。

重要的是多攝食蔬果

有機食品的殺蟲劑含量可能較低，但諸如維他命、礦物質、抗氧化物與其他養分與傳統食品卻沒什麼差別，傳統蔬果檢出的殘餘殺蟲劑含量也

未超出安全限制。最重要的是，多吃各式蔬果（不論是傳統或有機）。不希望家庭因為有機食品較貴而買得較少，並因此減少健康食品的整體攝取量。

——美國小兒科學會，2012年10月24日

　　美國癌症學會聲明其官方立場：「並無證據顯示，傳統耕作微小量的農藥殘餘會增加致癌風險，有機食品也沒比傳統耕作食品減少致癌風險。有些研究說有機蔬果比傳統耕種的蔬果更營養，但其他研究說沒有差別。蔬果和全穀物應為人的主食，而不管它們的耕作是傳統或有機。」

　　英國食品標準局的立場是，科學證據顯示有機和非有機的營養價值無差異；其2009年的報告，是根據倫敦衛生和熱帶醫學學院五十年來的證據，其結論是：「沒有充分的證據表明有機食品的營養成分比非有機的更對人健康有益。」英國食物標準署聲明，科學界的共識為「消費者或許認為有機食品更營養，但科學證據不支持該觀點」。該署2009年的報告指出，五十年來的證據顯示有機食品沒更營養。

轉向有機並不會改暴露程度

　　美國國家科學院院士艾姆斯對預防癌症的建議：別抽菸，多吃蔬果，是不是有機的都一樣好。因為轉向有機食品並不會改變人受化學物質的暴露程度，因為絕大部分化學物（至少99%）都是天然的，一些會致癌的化學物也是；愛好者選擇有機食品後，反而可能讓自己暴露於更多的有毒化學物，因為有機食品中的有害微生物（黴菌等）會產生有毒化學物。大部分的健康問題或疾病，是因為不良的生活型態引起的，包括抽菸、喝酒、暴飲暴食、營養不均、缺乏運動。

　　植物為保護自身，會製造天然的殺蟲劑，其致癌性一點也不比人工化合物為低；以咖啡為例，其中有上千種天然物，而經過檢驗的二十二種當中，十七種具有致癌性。致癌性檢驗多是以人體不大可能接觸的高劑量，在動物身上做的，一如殺蟲劑這種化合物的檢驗。

—— 艾姆斯（Bruce Ames，美國加大柏克萊生化教授）

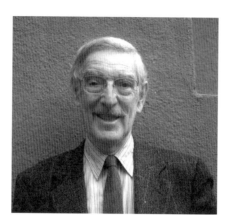

圖7-5　提倡正確毒物認知的美國加大柏克萊生化教授艾姆斯

少用殺蟲劑使蔬果更貴

　　艾姆斯又指出，不管蔬果是有機與否，飲食中若多含蔬果就可降低致癌風險。植物產生許多天然殺蟲劑，其中七十一種已經測試過，有三十七種讓老鼠致癌。植物食物中，殺蟲劑殘餘量和天然殺蟲劑的量相比，是微不足道的（以美國人為例，約萬分之一）。若減少殺蟲劑而使得蔬果更貴，人就食用較少蔬果，則人的癌症罹患率會升高。

　　2014年，慈善組織「英國癌症研究」所屬《英國癌症期刊》，刊登牛津大學「百萬婦女研究」基宜（Tim Key）教授，以9年，針對年齡過半百的六十萬婦女調查，發現「在此大規模英國中年婦女研究結果，沒有證

據顯示，攝食有機食物，會減少婦女的整體癌症。」沒有證據顯示，殺蟲劑增加罹癌風險。

英國的傳統耕作生產的蔬果，含有很小量的殺蟲劑殘餘。該慈善組織健康資訊主任奈德（Claire Knight）表示，該研究增加「攝食有機食物並不降低整體罹癌風險」的證據；若還擔心蔬果的農藥殘餘，就先清洗；科學證據顯示，在英國，超過9%癌症病例與飲食有關，其中約5%因蔬果攝食量不足；因此，不管是傳統或有機，多蔬果的均衡飲食有助於減少罹癌風險。

有機栽培常回收再利用食品成為肥料或飼料，也用家畜排泄物當作物肥料，導致微生物傳染到攝食者。2011年，德國爆發大腸桿菌疫情，兩個多月後確認汙染源為國內的有機芽菜，造成約四千人就診、五十三人死亡，損失二點五億歐元。

天然毒素的風險可比農藥的風險更顯著

認為有機食品更安全的主因是「農藥殘餘」，但是美國農業部和英國食品標準署均指出，雖然有機農作的農藥殘餘量更少，但是有機和非有機的農藥殘餘量均遠低於安全規範。實際上，微生物或天然毒素的風險可能比農藥殘餘的風險更顯著，例如，若以糞肥當有機農作肥料，可能增加諸如大腸桿菌等微生物汙染的風險。

諸如2012年加拿大英屬哥倫比亞大學土地與食物系統教授布雷爾（Robert Blair）所出書《有機生產與食物品質：務實的分析》，與美國醫學圖書館蒐錄的2006年論文〈有機食品：購買更多安全或只是心安？〉，均顯示，在有機耕作中，微生物導致或天然毒物的風險，很可能比農藥殘餘的風險（長期與短期）更顯著。

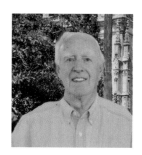

圖7-6　加拿大土地與食物系統教授布雷爾分析毒物風險

有機業者因遐想而排斥基改

　　支持有機者，強調健康、生態平衡、公平、謹慎四大原則，但如上述，前兩原則均不比非有機更佳。至於公平原則指基改對小農最不公平，也不正確，因基改讓農民收益增加。謹慎原則指對於新科技應該要慎重，則基改科學家一直很審慎節制，例如，1975年、2000年兩次「阿西羅馬會議」自我評審。總之，有機業者自有理想，值得肯定，但不應為彰顯自身而汙蔑基改，部分原因是有機太貴，無力與基改競爭。

　　台灣有機業者不願與基改共存，指控基改破壞生態、讓大部分生物死亡、基改作物的果實沒有繁殖的能力、與基改食品中所含的蛋白質對人體會產生過敏、危害後代、盲目相信技術。其實，均無科學根據，只是遐想。

基改風險被誇大了

　　2010年11月17日，陽明大學前生理教授潘震澤為文〈基改風險被誇大了〉指出，許多反對基改者以有機與環保自許，認為自己是在做好事；但他們不知，基改動植物就是以生物學（「有機」一詞的真正涵意）來解決

農藥肥料等問題的做法，理應受到歡迎才是，然而他們卻訴諸人類本能對「雜種」的厭惡，將基改貶為「科學怪食」。同時，他們還刻意誇大基改作物未知的風險，造成許多人對基改作物的疑慮，是極不負責。

2014年，中研院生物多樣性中心黃貞祥指出，支持基改作物與否，只是個風險概念，我們害怕一些事物，不是因為它有多糟糕和恐怖，有時候僅是因為不熟悉而已。如上述，有機業者不解基改，又從外行或邊緣科學家的錯誤資訊學得基改知識，因而反基改。

摧殘後說果然不好

美國有機消費者協會於其網站上刊登文章〈美國消費者對麥當勞與其他速食連鎖店施壓，禁用基改馬鈴薯〉說，有機消費者協會、地球之友、綠色和平組織、食品安全中心、與其他盟友，近6個月來，一直施壓15家美國最大的食品公司（「科學怪食15」），禁用基改成分。1999年7月，美國嘉寶嬰兒食品公司和亨氏食品公司，在他們的嬰兒食品禁用基改成分。亨氏隨後通知有機消費者協會，其番茄無基改成分。

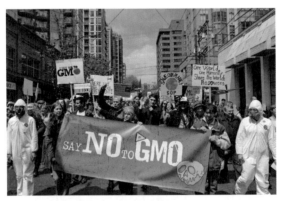

圖7-7　反基改者不解科技卻誤用「言論自由」

休閒食品商菲多利公司宣布，其玉米脆片95%不含基改玉米。天然食品連鎖店和食品合作社正逐漸地減少貨架上基改食品。華爾街日報透露，「科學怪食15」中的3家（菲多利公司、寶僑家品公司、麥當勞）與其他速食連鎖店，正悄悄地將基改馬鈴薯移出產品線、餐廳菜單。以上成果鼓舞反基改者加緊施壓。

然後，這些反基改組織宣稱，民意導致業者拒絕基改。

1996年，美國農夫樂於栽種基改作物，但因反基改組織大力施壓，「新葉馬鈴薯」首先被犧牲掉，主因為它是基改作物中最容易拿掉的，因當年的種植大部分是傳統育種的馬鈴薯，對於食品工業，全國基改黃豆已經種植過半，而用在許多食品中，則將難以拿掉。

在美國，要求標示者均受有機業者支持，有機業者知道推銷之道是宣稱有機食品更安全與更營養。若標示基改食品，就方便動員民眾拒買。

食品多元路寬敞：為何零容忍？

2011～2012年，美國農業部生物技術和21世紀農業諮詢委員會，支持日益增長的「傳統、有機、基改作物」農民之間共存，並拒絕了有機活躍分子的「零容忍」呼籲。

美國農業部說，不像許多農藥，美國有機法規並無特定的基改成分容忍值。因此，國家有機計劃政策規定，含有微量的基改生物，並不意味著該農場違反美國農業部有機法規。在這種情況下，認證機構將研究為何會發生意外，並建議未來如何更有效地防止。

有機食品帶著「光環」，因為有機業者的鼓吹等因素，民眾認為有機食品更安全、更營養、更好吃。結果，有機食品價格更拿俏，不能容忍基改來競爭。因此，有機業者幕後支持反基改活動。

「『有機』必為標準，其他的必禁止或標示」

全球「遊行反對孟山都」（March Against Monsanto）始於2013年5月25日，美國婦女科晶樂（Tami Canal），不滿加州基改標示案公民投票沒過，搬到猶他州後發現不易買到她要的食物，「花費不少錢以確認不是以毒物餵食家人」，號召民眾抗議，號稱在全球52個國家的436個城市舉行。加拿大的示威者紙牌上寫：「『有機』必為標準，其他的必禁止或標示」、「餐桌上的毒物必須寫在標籤上」。

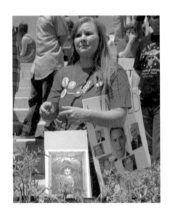

圖7-8 「遊行反對孟山都」創始人科晶樂：不解基改者帶頭「摧毀」基改

協助號召遊行的一人說，「遊行的焦點在於抗議不只農業大公司孟山都，更在所有生技公司、食物中的化學品與農藥殘餘，我們堅持每人要有乾淨、安全、健康食物，滋養身體而非致病。」「他們不標示，不允許我們為自己決定。」她說她慢性病多年，直到選擇全用有機飲食，「我治癒了所有三種慢性病與背後的問題，現已經全部康復而享受完全快樂生活。」

以為有機飲食可治療病症，應只是巧合，失敗的個案可能更多，但被

忽視而無報導。許多民眾盲信有機業者的強力行銷。

「有機農作將贏」？

　　1999年10月13日在倫敦，於「第四屆年度綠色和平商業會議」，孟山都董事長薩批洛（Bob Shapiro）與英國綠色和平執行主任梅勒謝（Peter Melchett）對談，薩批洛的講題為〈農業與生技：為未來著想〉，梅勒謝的講題為〈農業面臨抉擇：有機農作將贏嗎？〉。薩批洛指出，在印度，基改棉花控制作物害蟲，而減少使用7種殺蟲劑，但產量增加四成。

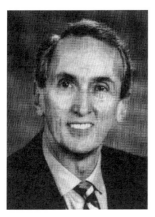

圖7-9　孟山都董事長薩批洛

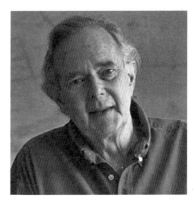

圖7-10　英國綠色和平執行主任梅勒謝

　　梅勒謝說，每個英國食品生產商和超市閃避基改若閃避瘟疫。每週，新的科學顧慮冒出來，但孟山都忽視。孟山都與其他化學公司想要偷偷摸摸強加基改成分於公眾身上，人們知道什麼是好的，堅持這是他們的社會和世界，他們會決定什麼是可以接受的，什麼是不可以的。又引述為「地球之友」寫書的美國人拉賓斯（Amery Lobbins）說，基改的「野心在以人類的聰明取代自然的智慧……不是學習自然而是重組自然。」

　　在此對話中，綠色和平明顯地無所不用其極，例如說瘟疫，因它志在

贏，而由其講題〈有機農作將贏嗎？〉可知，它要以有機農作取代基改，因此，將基改貶得很差，將有機捧得很好。

真須注意的是氣候變遷

綠色和平與地球之友等領軍，在1990年代，於歐洲成功地醜化生技後，將抗爭思潮輸出到亞洲與非洲，宣稱基改有害健康與環境、反對跨國大農業公司。

國內某著名食品公司認為，美國的孟山都藉由先進的基因改造技術，大幅改變了農作物基因的自然法則，引發了「孟山都之亂」，亂了農作物基因自然法則，引發了利弊難測的後果。其實，這是不解基改科技者的誇張之論。孟山都只是一家傑出[2]的農業生技公司，若有亂，則世界衛生組織和聯合國糧農組織等怎會支持基改？可知反基改者自己在亂。

若擔心某跨國公司對糧食供應的影響力巨大，則應以政治、重稅、捐贈慈善等方式解決，而非拿基改當代罪羔羊。綠色和平組織把孟山都說成「生命海盜」。反基改者是濫用言論自由或找代罪羔羊發洩？

歐洲國家一直抵制孟山都公司的一個微妙原因是，它擁有全世界最先進的農業生物技術，宛如基因科技界的「微軟」，若孟山都產品准入，可能導致該國市場被孟山都鯨吞，對於愛國者，此政治與商業風險，太嚴重了。

2　1999年，孟山都的傅瑞里（Robert Fraley）等四位科學家榮獲美國國家技術獎章；2001年，孟山都的退休科學家諾爾斯（William Knowles）獲得諾貝爾化學獎，他發明的藥物左多巴（L-Dopa）目前仍為治療帕金森氏疾病的最有效藥物；2008年，傅瑞里又榮獲美國國家科學院「科學產業應用獎」。

有機與基改：和平共處

2008年，美國加大戴維斯分校植物基因體計畫主任朗諾（Pamela Ronald）與丈夫亞當切（Raoul Adamchak，有機農夫）出書《明天的餐桌：有機耕作、遺傳學、食品的未來》指出，世界人口在2012年達七十億，到2050年將達九十五億。

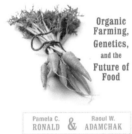

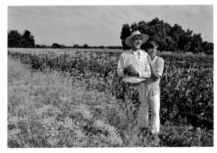

圖7-11　美國基改專家朗諾與有機農作丈夫亞當切合著《明天的餐桌：有機耕作、遺傳學、食品的未來》

圖7-12　朗諾與亞當切提倡基改與有機優缺互補、和平共處

若繼續目前的耕作方式，以供應全球糧食，則大量原野會消失，數以百萬計的昆蟲和鳥類也將失蹤，環境將惡化。需明智地融合兩重要農耕方式（基改、有機農業），以生態平衡的方式養活漸增的世界人口。

人各有志，互尊理念，均為健康與環保，以證據為基礎，互補優缺，造福社會。

曲終

　　相較於傳統育種，基改沒更具風險，甚至對人健康與環保均更友善。不論何種耕作方式，均需遵守「規矩」，例如，注意天然與人工農藥的劑量。

宏觀綜結

　　(1)包括世界衛生組織、聯合國糧農組織、美國國家科學院、英國皇家學會、法國國家科學院、歐洲食品安全署、經濟合作與發展組織等，深具公信力的專業單位，均同意已批核上市基改食品安全。值得信任的正確知識何其多，但反基改者只知引述非專業者或邊緣科學家的言詞，一般媒體或民眾無力分辨，而跟著恐慌。很奇怪，反基改者就是不知或故意忽視上述專業單位的聲明？

　　(2)傳統育種就是改造基因，只是當時人不知「基因」，而沒用此名詞。若以為只有分子生物學的基因改造才是，結果就使得化學誘變劑、輻射照射等傳統育種技術（改造的基因數量難以計數、更需檢測），全歸類為非基改作物，均免嚴管基改所需的安全檢驗。為何反基改者不敢面對此事實？

　　(3)基改食品上市前均需經嚴格檢驗，近二十年來，全球許多億人食用核准基改食品，比起傳統的非基改食品，並無一人遭受傷亡。為何反基改者無視此優良紀錄，而一再要求嚴格管制與旁觀等待？

　　(4)反基改者要求基改食物「絕對安全」，卻不要求其他食物（沒更安全）絕對安全。傳統作物和基改作物均「不自然」。自然界跨物種間的基因移動是尋常的，就如基改作物般。

　　(5)關於食物，更該關心的是「過量」，例如國人2012年的十大死

因，「肥胖」爲頭號殺手。另外是食物衛生，例如，2012年有5701人遭受食物中毒，其中七成來自細菌。相對地，我國食用基改食品多年，無一件傷亡案件。

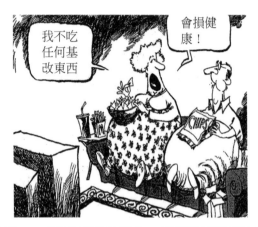

曲終1-1　基改或過量飲食，到底誰傷及健康？

明辨慎思

　　英語有句名言：「每分鐘均有易受騙者誕生。」因爲成長中缺乏「明辨思考」（critical thinking）教育。

　　2014年12月3日，美國紐約有個「基改食品」辯論會，正方是美國加大戴維斯分校基因體與生技教授范伊南娜與孟山都公司首席技術長弗列立（Robb Fraley），反方是永續農業與自然資源中心教授班布克（Charles Benbrook）與科學政策諮詢與關懷科學家聯盟科學家鎂倫（Margaret Mellon）。

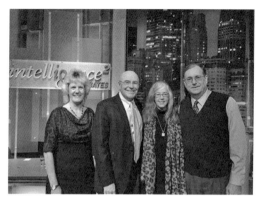

曲終1-2　美國紐約「基改食品」辯論會，參與者左起范伊南娜、弗列立、鎂倫、班布克

　　主辦單位的名言之一是「再想一次」（Think Twice，因在辯論前表示意見，辯聽過辯論後再表示一次），提醒與會者三思自己的偏見。辯論前，30%觀眾反對基改作物、32%贊成、38%未定。辯論後，31%反對、60%贊成、9%未定。

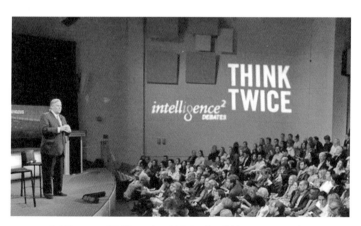

曲終1-3　再想一次（提醒人「慎思明辨」）

　　反方的這兩位非基改專家，充斥遐想風險、缺乏務實科學根據，突顯反基改者一直使用的技倆「想像多於實際」，因他們不解基改科技。

　　讓人省思的是，爲何在短短兩小時內，人們的思維能改變這麼多？

附錄一　人與瘧疾的對抗盤升

2010年統計，全球每年約有六十六萬人死於瘧疾，其中近90%在非洲，大約每分鐘就有一個幼兒因瘧疾而死亡。

瘧疾是蚊媒病，由寄生瘧原蟲引起，透過受感染的雌性瘧蚊叮咬傳播。人體對瘧原蟲有些免疫反應。先天免疫系統可以發現病原體並加以殺死。人體還可以產生抗體來對抗瘧原蟲，瘧疾死者多為10歲以下免疫功能並不完善的兒童。

然而，瘧原蟲具有一套非常複雜的遺傳系統，在宿主的免疫反應壓力下，瘧原蟲可以通過基因重組的方式迅速改變自身及所寄生細胞的表面抗原，從而使得寄生蟲在血液內不容易被根除。

山不轉路轉

瘧原蟲肆虐地區人類如何應付害蟲呢？突變（自然基改）紅血球成為「鐮刀形」。在非洲，具有鐮刀形細胞特徵的人更不容易罹患瘧疾。血紅蛋白聚合成的纖維長鏈讓瘧原蟲不能消化血紅蛋白，瘧原蟲無法在鐮刀形紅血球內成長。

但此自保機制有副作用，正常血紅素的蛋白質構造呈球形，而突變後成長條狀結構，結果除了會導致紅血球的攜氧量降低之外，同時也會傷害紅血球的細胞膜，並使血液的黏滯度增大；且鐮刀型紅血球缺彈性，易造成微血管阻塞，干擾血流的順暢，使得部分組織不易獲得氧氣，而導致局部缺血和梗塞。

通常健康的紅血球的壽命約為120日，但鐮刀形紅血球壽命短，有些只有10至20日。

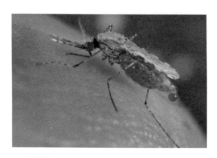

附錄1-1　正在吸血的雌瘧蚊

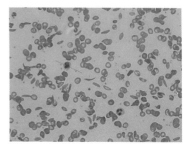

附錄1-2　鐮狀細胞性貧血患者
血液中，有正常圓形
細胞和鐮狀細胞

瘧原蟲遭遇自然對手

　　自然界存在瘧原蟲，也存在其對手金雞納樹，生長在南美的高原地帶，當地的印地安人有需要時才去採取樹皮使用，不傷害到這種樹的生長，可以說是人樹和諧共存、相輔相成。1820年，法國的化學家佩雷提耶（Pierre Pelletier）與卡勉圖（Joseph Caventou），由樹皮粉分離出小分子化學物，命名爲奎寧（quinine），取自祕魯原住民稱樹皮爲quina而來。到了十九世紀，祕魯的金雞納樹皮變得很少，已無法供應足夠的樹皮製造奎寧。

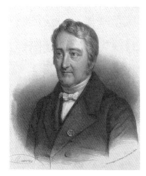

附錄1-3　法國化學家佩雷提耶

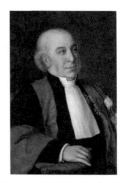

附錄1-4　法國化學家卡勉圖

　　第二次世界大戰的時候，金雞納樹種植地被日軍佔領，奎寧產量也大減。1944年，兩位美國化學家伍德沃得（Robert Woodward）及德爾寧（William Doering）化學合成出奎寧。此後奎寧便不必由金雞納樹皮萃取。但是好景不常，瘧原蟲基因突變，產生對奎寧的抗性。1934年德國拜耳實驗室發明氯奎，但是卻以爲毒性太高而不用。1943年，美國人在突尼斯戰勝而獲得它，試驗後確認氯奎藥效，但後來也發生抗藥性情況。

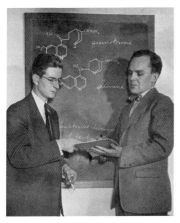

附錄1-5　美國化學家伍德沃得、德爾寧

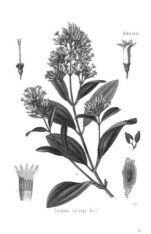

附錄1-6　金雞納樹

　　瘧原蟲也有另一自然對手青蒿素。北越與美國戰爭時，北越向中國求助，1969～1972年間，中國北京中藥研究所屠呦呦團隊，從中草藥方中，以鼠瘧原蟲爲動物模式，檢測萃取物，從黃花蒿中發現有效成分青蒿素（屠呦呦因此獲得2011年美國拉斯克獎）。

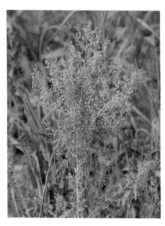

附錄1-7 菊科植物黃花蒿
（可提煉出瘧疾
特效藥青蒿素）

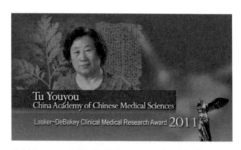

附錄1-8 屠呦呦於2011年榮獲美國
拉斯克獎（有「美國諾貝
爾獎」之稱）

抗性是自然現象

之後，科學家已合成多種青蒿素衍生物，其中包括活性比青蒿素更好的雙氫青蒿素。目前對青蒿素類藥物的抗藥性，已從東南亞擴散至非洲地區。

在非洲，瘧蚊肆虐，即連使用蚊帳也引起「抗蚊帳」瘧蚊，不在夜晚而在傍晚咬人的新品種冒出頭；另外，清晨咬人的品種也勝出。夜晚沒啥人可咬時，演化導致更能適應環境變化的瘧蚊出頭天。

人與其他搶資源的生物，施展救亡圖存的氣力。這和基改毫無關係，以發展出抗性來責怪基改，只是不解亙古以來的生物演化道理，怪罪基改而要抹煞基改。

附錄二　人類似乎勝不了蚊子？

雌蚊以血液為食物，而雄性則吸食植物的汁液。吸血的雌蚊是登革熱、瘧疾、黃熱病、絲蟲病、日本腦炎等病原體的中間寄主。除南極洲外各大陸皆有蚊子的分布，蚊蟲控制協會（Mosquito Control Association）把蚊子列為世界上最危險的動物之一。

1970年代，已研究登革熱疫苗，但因登革熱病毒共有四型，疫苗難免會有副作用，單一型疫苗的副作用輕微，但四型疫苗的副作用卻常發生且嚴重；此外，只要疫苗缺乏其中一型抗體，一旦被感染到缺乏的那種病毒時，反而更易增加登革出血熱的發生機率、疾病嚴重性與流行的潛在危機等。目前尚無有效登革熱疫苗。

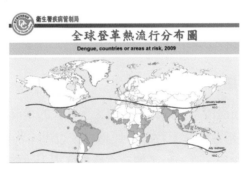

附錄2-1　登革熱每年橫掃全球、傷害多人

台灣每年遭殃

光復前，台灣曾發生三次登革熱大流行，然後沉寂40年，可能是因噴灑DDT防治瘧疾以及出國人數不普遍。1988年，台灣登革熱4,389病例，2002年5,388例（死亡數21）。以後大約一年一千病例。全世界每年約有

五千萬到一億個案的登革熱，死亡人數約兩萬五千。

英國生技公司歐西帖克（Oxitec）研發出基改雄蚊，帶著致命基因（有特殊食物可解套），在野外和雌蚊雜交後，後代會死亡。此技術曾在巴西某地實驗，使得蚊子在一年內減少九成。但在同受登革熱之苦的美國佛羅里達州某鎮，卻遭到抗爭，因擔心人被基改蚊子咬到會導致意外後果，也擔心蝙蝠等吃蚊子的物種會餓到。

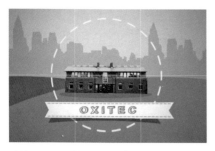

附錄2-2　英國生技公司歐西帖克

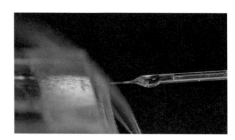

附錄2-3　研發基改雄蚊，插入基因

擔心美好地變試驗地

歐西帖克公司澄清：基改雄蚊不咬人，咬人的是沒經過基改的雌蚊，基改雄蚊的DNA無毒性、不致敏。昆蟲專家也說，佛羅里達州該鎮並無只吃該種蚊子的物種。當地蚊子埃及斑蚊為外來入侵種。

直到2015年1月，在美國網站（change.org）超過145,000人簽署請願書，要求監管單位不准佛州這個適合遊客的釣魚和潛水天堂，成為「變種蚊蟲測試地」。在開曼群島和巴西的測試顯示，蚊子數量減少超過90%。

2012年，美國北卡羅來納大學受託民調顯示，宣傳用語會影響民眾接納的意願。例如，使用「不孕」蚊子，民眾支持度為42%，但使用「基改」蚊子時，民眾支持度只剩下24%。為何較「先進」的美國社會不能宏觀的比較「使用與不用此新科技的優缺點」？例如，社會整體付出的代價

若干？民眾的傷亡有多少？噴灑殺蟲劑對環境的影響有多嚴重？

生態顧慮VS.實質效益

2012年，《科學人》12月號專文〈死亡交配，根除登革熱〉提到，四種登革熱病毒每年大約感染一億人口，引起類似流感疼痛、內出血、休克甚至死亡，目前還沒有疫苗或治療方法。美國加大爾灣分校分子生物學家詹姆斯（Anthony James）把阻礙雌蚊飛行肌的基因放進埃及斑蚊的卵，雄雌交配後，子代叮人的雌蚊無法飛翔、交配、散播疾病、活久。雄蚊可存活，並將有害子代的基因繼續散播出去，逐漸地，缺少雌蚊的族群將走向滅亡。

反對者說，目前缺乏國際法規或管制新轉殖生物試驗的機構，科學家和生技公司自由做試驗，無須警告居民（後院成生物殖民主義者的野外實驗室），更不必取得居民的同意。2009年和2010年，歐西帖克公司在加勒比海開曼島，把數百萬隻基因改造的蚊子釋放到野外。專家擔心該公司的行動，會引發大眾對基改昆蟲的負面觀感，如歐洲人反基改，而遭扼殺。

2010年在巴西釋放1000萬隻基因改造蚊子（巴西患瘧疾和登革熱的人數快增，顧慮舉辦世2014年世界杯足球賽和2016年奧運會，湧入大批人潮）。基改蚊子是否會對自然生態發生不良的影響？此蚊子案件，顯示新科技易導致疑慮，但源頭是不解科技、沒宏觀比較風險效益。有史以來，人類可首度真正擺脫蚊子的傷害，靠的是基改。不幸的是，反基改者以無知要讓蚊子傷人。

不提「基改」的類似作法

螺旋蠅為具攻擊性的食肉蒼蠅，在活動物傷口產多卵，經數小時孵化為蛆蟲，蛆蟲可經皮膚鑽入動物體內，啃食肉，造成病變，甚至死亡。

多年來，以各種方法來防治害蟲，效果不理想。化學農藥雖能比較有效地殺滅害蟲，但汙染環境。為了避免化學農藥殺蟲的副作用，科學家採用輻射絕育、方法，用適量的放射線照射害蟲的卵或蛹，射線透過蟲體，破壞生殖細胞，造成遺傳性變異而不育。

國際原子能機構與聯合國糧農組織，合作創立糧食與農業核技術應用聯合計劃，採取「昆蟲不育術」，人工繁殖大量雄蠅，利用輻射使雄蠅失去生育能力，然後將雄蠅放到野外，雌蠅與不育雄蠅交配不能繁殖後代。

1988年，利比亞曾發現螺旋錐蠅，對尼羅河三角洲乃至整個非洲大陸都構成威脅，採取了昆蟲不育術等控制措施，四年後，螺旋錐蠅在利比亞絕跡。利用同樣的措施在北美洲和中美洲消除了螺旋錐蠅。

對基改的瞭解來自電影

輻射照射害蟲得以造福社會，因時人不知那就是基因改造害蟲。但輻射有其限制，例如：為控制害蟲，美國蚊子控制協會科技顧問刊倫（Joe Conlon）指出，1950年代，佛羅里達州遭受螺旋蠅之害，科學家使用輻射絕育法，釋放雄蠅，效果甚佳。但輻射技術則對脆弱的蚊子不大管用，倒是基改有效，足以取代化學藥劑。不過，民眾不領情。

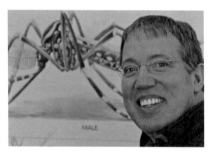

附錄2-4 美國加大分子生物教授詹姆斯

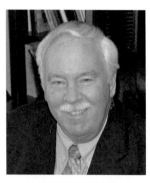

附錄2-5 美國蚊子控制協會顧問刊倫

美國民眾因缺乏瞭解而反對基改，他們對基改的認知，來自觀賞《侏羅紀公園》[1]電影，當他們遇到不瞭解的事情，就立刻害怕起來。

——刊倫（美國蚊子控制協會科技顧問），2015年

另外，在許多協助作物抵抗害蟲的情況，似乎改變作物比改變害蟲更容易。改變有害物種的遺傳特性的控制策略，僅適用於專性、異交物種，但許多雜草是自體受精，就會不適合這種方法。

1　美國小説家克萊頓（Michael Crichton）於1990年發表《侏羅紀公園》（Jurassic Park），描述以遠古DNA複製出來的恐龍，科學家創造出怪物大鬧世界的驚悚情節。續集中有透過基改強化過的超級恐龍失控發狂。1993年，史蒂芬‧史匹柏改編小説而執導科幻電影《侏羅紀公園》，民眾對基因科技更具偏見。

附錄三　何來基改魚？

在共同育種棲地，大西洋鮭與褐鱒雜交，平均雜交率約2～3%。經歷棲地破壞與過度漁撈，野生大西洋鮭幾乎消失，至今只占全世界大西洋鮭0.5%，而其他全為人工養殖的。

總部在麻州的水賞（AquaBounty）科技公司聲明，基改魚轉殖了太平洋奇努克鮭魚（又稱帝王鮭）基因的鮭魚。1996年，在養殖10世代後，提交食品藥物署審核。2014年媒體報導，早在 25 年前，該公司就創造了「水優」（AquAdvantage）基改鮭魚，只不過美國聯邦食品藥物管理局一直未通過，所以這基改鮭魚還在苦守寒窯中。

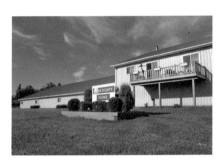

附錄3-1　美國水賞科技公司

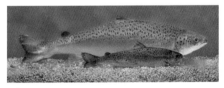

附錄3-2　基改鮭魚（後）長得比較大

讓更多人吃到更便宜的鮭魚？

水優基改鮭魚，是以大西洋鮭，基改加上體型最大的帝王鮭，以及具有抗凍能力的大洋鱈魚兩者的基因而成，大洋鱈魚是屬於綿鳚科的一種黏魚，血液中含有抗凍蛋白，以利於在冰封的寒帶海域生存，把大洋鱈魚的抗凍蛋白基因加入鮭魚身上以後，鮭魚即使在嚴寒的冬天也能生長，大為

加速鮭魚養殖速度，原本要 24 到 30 個月才能將鮭魚養殖到可以上市販售的大小，水優基改鮭魚只要 18 個月。水賞公司認為，這樣一來，可以增加人類的食物來源，讓更多人都能吃得到更便宜的鮭魚。基改鮭魚的魚卵在加拿大生產，然後運到巴拿馬高原養殖；而研究也顯示基改鮭不會增加過敏等健康風險，人們若改吃養殖的基改鮭，能避免野生鮭魚被過度捕撈。

為免與外界魚雜交，該公司只在陸地設施養殖以免逃逸、只培育不孕雌性以免繁殖；但反對者傳言「業者為了保障其財產權，將基改鮭魚『設計』成一種無法生育的魚類」。

2010年9月，食品藥物署指導小組表示，該魚「極不可能對環境造成任何顯著的影響」，並且「和傳統的大西洋鮭魚食物一樣安全」然而，該小組也表示，還需更多的研究。到2014年6月，仍未宣布結果。

對健康的好處遠大於壞處

網路雜誌《健康2.0》，刊登陽明大學環境與職業衛生教授楊振昌大作〈基因改造鮭魚，能吃嗎？〉指出，基改鮭魚的營養成分與野生鮭魚並無明顯差異，但養殖成本較低，可讓更多人吃得起魚，並部分取代其他肉類（如牛肉）。因它富含omega-3脂肪酸，對於人體健康的好處遠大於壞處，特別是有助於預防心血管疾病，因此基改鮭魚的上市將可望讓更多消費者吃得起鮭魚，進而減少心血管及腦血管等疾病的發生率。

美國的研究顯示，每週吃一餐約80公克鮭魚的人相較於沒有食用鮭魚的人，可以降低36%冠狀動脈疾病的死亡率。另外，omega-3脂肪酸有益於胎兒腦部發育，因此基改鮭魚如果順利上市，且不比普通鮭魚更具風險，就公共衛生的角度而言，很可能會是一件好事。

國家圖書館出版品預行編目資料

基改食品免驚啦！／林基興著. ――初
版.――臺北市：五南, 2015.08
　面；　公分
ISBN 978-957-11-8206-3（平裝）
1.基因改造食品　2.文集
412.37407　　　　　　104012427

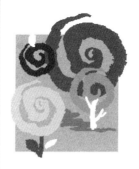

5P21

基改食品免驚啦！

作　　　者―	林基興（124.6）
發 行 人―	楊榮川
總 編 輯―	王翠華
主　　　編―	王正華
責任編輯―	金明芬
封面設計―	郭佳慈

出 版 者― 五南圖書出版股份有限公司

地　　　址：106台北市大安區和平東路二段339號4樓

電　　　話：(02)2705-5066　　傳　　真：(02)2706-6100

網　　　址：http://www.wunan.com.tw

電子郵件：wunan@wunan.com.tw

劃撥帳號：01068953

戶　　　名：五南圖書出版股份有限公司

法律顧問　林勝安律師事務所　林勝安律師

出版日期　2015年8月初版一刷

定　　　價　新臺幣400元

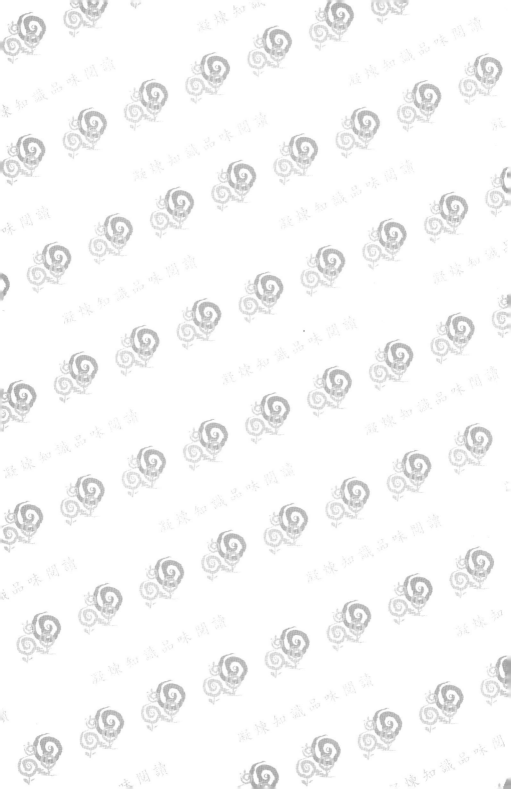